TEMAS DE PREVENÇÃO

EM SAÚDE

COORDENAÇÃO

NEWTON BARROS

# ENTENDENDO O CÂNCER



SISTEMA DE SAÚDE MÃE DE DEUS

artmed

**NOTA**

A medicina é uma ciência em constante evolução. À medida que novas pesquisas e a experiência clínica ampliam o nosso conhecimento, são necessárias modificações no tratamento e na farmacoterapia. O organizador/coautores desta obra consultaram as fontes consideradas confiáveis, num esforço para oferecer informações completas e, geralmente, de acordo com os padrões aceitos à época da publicação. Entretanto, tendo em vista a possibilidade de falha humana ou de alterações nas ciências médicas, os leitores devem confirmar estas informações com outras fontes. Por exemplo, e em particular, os leitores são aconselhados a conferir a bula de qualquer medicamento que pretendam administrar, para se certificar de que a informação contida neste livro está correta e de que não houve alteração na dose recomendada nem nas contraindicações para o seu uso. Essa recomendação é particularmente importante em relação a medicamentos novos ou raramente usados.



E61 Entendendo o câncer / coordenação, Newton Barros ; organizadora, Christina Pimentel Oppermann. – Porto Alegre : Artmed, 2014.
95 p. : il. ; 21 cm. – (Temas de Prevenção em Saúde)

ISBN 978-85-8271-051-7

1. Medicina. 2. Câncer. I. Barros, Newton. II. Oppermann, Christina Pimentel.

CDU 616-006.6

Catalogação na publicação: Ana Paula M. Magnus – CRB 10/2052

TEMAS DE PREVENÇÃO

EM SAÚDE

COORDENAÇÃO

NEWTON BARROS

# ENTENDENDO O CÂNCER

CHRISTINA PIMENTEL OPPERMANN
organizadora

artmed

2014

Gerente editorial
*Letícia Bispo de Lima*

**Colaboraram nesta edição:**

Editora
*Mirian Raquel Fachinetto Cunha*

Capa
*Márcio Monticelli*

Ilustrações
*Ricardo Soares Corrêa da Silva e Shutterstock*

Preparação de original
*Patrícia Lombard Pilla e Marília Schramm Régio*

Leitura final
*Daniela Costa*

Projeto gráfico
*Tipos Editoração Eletrônica LTDA – Cláudia Severino Rosa*

Editoração eletrônica
*Armazém Digital Editoração Eletrônica – Roberto Carlos Moreira Vieira*


Av. Jerônimo de Ornelas, 670 – Santana
90040-340 Porto Alegre RS
Fone: (51) 3027-7000 Fax: (51) 3027-7070



SÃO PAULO
Av. Embaixador Macedo Soares, 10.735 – Pavilhão 5
Cond. Espace Center – Vila Anastácio
05095-035 – São Paulo – SP
Fone: (11) 3665-1100 – Fax: (11) 3667-1333

SAC 0800 703-3444 – www.grupoa.com.br

IMPRESSO NO BRASIL
PRINTED IN BRAZIL

# AUTORES

**Christina Pimentel Oppermann**

Médica oncologista do Instituto do Câncer do Sistema de Saúde Mãe de Deus, do Centro de Pesquisas Clínicas em Oncologia do Hospital Mãe de Deus e do Hospital Femina. Responsável pelo Ambulatório de Prevenção em Câncer do Hospital Mãe de Deus.

---

**Alan Arrieira Azambuja**

Médico oncologista do Instituto do Câncer do Sistema de Saúde Mãe de Deus. Professor da Faculdade de Medicina da Pontifícia Universidade Católica do Rio Grande do Sul (PUCRS). Mestre e Doutorando em Medicina da PUCRS.

**Carlos Alberto Cabeda Fischer**

Médico cirurgião do trauma do Hospital de Pronto-socorro (HPS) de Porto Alegre. Médico cirurgião oncológico e gestor do Instituto do Câncer do Sistema de Saúde Mãe de Deus. Mestre em Medicina: Gastrenterologia pela Universidade Federal do Rio Grande do Sul (UFRGS).

**Carlos H. Barrios**

Médico hematologista e oncologista. Professor do Departamento de Medicina Interna da Faculdade de Medicina da PUCRS. Diretor do Centro de Pesquisa em Oncologia e membro do Serviço de Oncologia do Hospital São Lucas da PUCRS. Diretor da Latin American Cooperative Oncology Group (LACOG). Diretor do Instituto do Câncer do Sistema de Saúde Mãe de Deus. Fellowship em Hematologia e Oncologia no Barnes e Jewish Hospitals da Washington University, Saint Louis, MO.

**Gabriel Prolla**

Médico oncologista clínico e preceptor do Programa de Residência em Oncologia Clínica do Instituto do Câncer do Sistema de Saúde Mãe de Deus (IC-HMD). Doutor em Medicina pela UFRGS. Fellowship em Hematologia/Oncologia pela New York University.

**Guilherme Geib**

Médico oncologista. Mestre em Epidemiologia pela UFRGS.

**Jairo Lewgoy**

Médico oncologista clínico do Instituto do Câncer do Sistema de Saúde Mãe de Deus. Coordenador da Residência Médica em Cancerologia Clínica do Hospital Mãe de Deus.

**Luciana Spillari Viola**

Médica oncologista clínica do Instituto do Câncer do Sistema de Saúde Mãe de Deus e do Hospital São Lucas da PUCRS. Preceptora do Serviço de Residência em Oncologia do Hospital São Lucas da PUCRS.

**Luiz Bruno**

Médico oncologista e hematologista do Instituto do Câncer do Sistema de Saúde Mãe de Deus.

**Maíra Pereira Perez**

Nutricionista clínica do Instituto do Câncer do Sistema de Saúde Mãe de Deus. Especialista em Nutrição: Oncologia pelo Curso de Pós-graduação Lato-Sensu do Instituto de Educação e Pesquisa do Hospital Moinhos de Vento. Especialista em Nutrição Clínica pela Associação Brasileira de Nutrição (ASBRAN). Mestranda do Programa de Pós-graduação em Ciências Médicas: Gastrenterologia e Hepatologia da UFRGS.

## Marcelo Garcia Toneto

Médico cirurgião. Professor adjunto do Departamento de Cirurgia da Faculdade de Medicina da PUCRS. Cirurgião do Instituto do Câncer do Sistema de Saúde Mãe de Deus. Mestre em Medicina pela PUCRS. Doutor em Cirurgia pela PUCRS.

## Márcio Boff

Cirurgião geral e oncológico. Gestor do Serviço de Cirurgia Oncológica do Instituto do Câncer do Sistema de Saúde Mãe de Deus. Cirurgião oncológico da Irmandade da Santa Casa de Misericórdia de Porto Alegre. Mestre em Cirurgia pela UFRGS. Ex-fellow do Instituto Europeu de Oncologia, Milão, Itália. Membro efetivo do Colégio Brasileiro de Cirurgiões. Membro da International Hepato-Pancreato Biliary Association (IHPBA), da American Hepato-Pancreato Biliary Association e do Capítulo Brasileiro da IHPBA.

## Omar Moreira Bacha

Médico ginecologista e oncologista. Professor adjunto de Ginecologia e Obstetrícia da Universidade de Sherbrooke, Canadá. Mestre e Doutor em Medicina pela UFRGS. Fellowship em Ginecologia Oncológica pela Universidade Laval, Canadá. Membro da Sociedade Canadense de Ginecologia Oncológica (GOC). Pesquisador membro do NCIC Clinical Trials, Canadá.

## Roberto Geiss Koch

Médico cirurgião geral, oncológico e videocirurgião. Instrutor do Curso de Videocirurgia Geral e cirurgião oncológico do Instituto do Câncer do Sistema de Saúde Mãe de Deus. Gestor do Núcleo de Cirurgia Oncológica do Instituto do Câncer do Sistema de Saúde Mãe de Deus. Especialista em Cirurgia Geral pela Associação Médica Brasileira (AMB). Especialista em Videocirurgia pela Sociedade Brasileira de Videocirurgia (Sobracil).

## Sergio Jobim de Azevedo

Médico hematologista e oncologista do Instituto do Câncer do Sistema de Saúde Mãe de Deus. Professor do Departamento de Medicina Interna da Faculdade de Medicina da UFRGS. Fellow no American College of Physicians.

## Stephen Doral Stefani

Médico oncologista e preceptor do Programa de Residência Médica do Instituto do Câncer do Sistema de Saúde Mãe de Deus. Professor da Pós-graduação da Fundação Unimed. Presidente do Capítulo Brasil da International Society of Pharmacoeconomics and Outcome Research.

# COORDENADOR DA SÉRIE

## Newton Barros

Médico clínico. Diretor do Instituto de Medicina Preventiva Mãe de Deus de Porto Alegre. Chefe do Serviço de Dor e Cuidados Paliativos do Hospital Nossa Senhora da Conceição de Porto Alegre. Especialista em Clínica Médica pela Sociedade Brasileira de Clínica Médica/Associação Médica Brasileira (AMB). Mestre em Clínica Médica pela Universidade Federal do Rio Grande do Sul (UFRGS). Presidente da Sociedade Brasileira para o Estudo da Dor (SBED), 2004/2006. Membro da International Association for the Study of Pain (IASP). Coordenador da Comissão de Dor e de Medicina Paliativa da AMB.

# AGRADECIMENTO

Aos Drs. Carlos H. Barrios e Sergio Jobim de Azevedo, pela valiosa colaboração na realização desta obra.

# APRESENTAÇÃO

O câncer, nas próximas décadas, deverá tornar-se cada vez mais frequente no Brasil. Dados da Organização Mundial da Saúde e do Instituto Nacional do Câncer indicam um aumento do número de novos casos de câncer e de pessoas vivas com câncer durante as próximas décadas.

O melhor controle do câncer passa por adotar medidas de prevenção e detecção precoce para diminuição do número de novos casos e aumento dos diagnósticos precoces que levam a maiores taxas de cura.

Para os pacientes diagnosticados com câncer, o conhecimento sobre a doença e seus tratamentos auxiliará na condução de seus casos e pode ajudar a amenizar possíveis efeitos colaterais dos tratamentos. A informação correta sobre o câncer fortalece o paciente e seus familiares. Ao difundir conhecimentos sobre o tema, *Entendendo o câncer* será útil tanto às pessoas preocupadas com prevenção e detecção precoce quanto aos pacientes com câncer.

Boa leitura!

**Gabriel Prolla**
*Presidente do Capítulo RS da*
*Sociedade Brasileira de Oncologia Clínica*

# PREFÁCIO

As condições de saúde e qualidade de vida da população têm melhorado de forma muito significativa no último século. No Brasil, a expectativa de vida vem crescendo a cada ano, e este aumento representa um dos fatores de melhora da qualidade da saúde geral dos indivíduos, seja pelo incremento de recursos no sistema de saúde público e privado, seja pelas ações de promoção da saúde, prevenção de doenças e seus tratamentos. Esses fatores, aliados à adoção de hábitos saudáveis, somaram-se para tornar a vida das pessoas mais longa e mais feliz.

Também dentro desse contexto, os avanços tecnológicos da medicina, o desenvolvimento do conhecimento científico a respeito das doenças aliado à medicina preventiva possibilitam o diagnóstico cada vez mais precoce, tratamento mais eficaz e, consequentemente, maior índice de cura.

Atualizado com a evolução desse cenário e a importância de seu papel como agente de transformação na área da saúde, o Hospital Mãe de Deus, em parceria com a Artmed Editora, elaborou *Entendendo o câncer*, para que informações sobre esta doença cheguem a um número cada vez maior de interessados pelo tema. Afinal, conhecer um pouco mais sobre a doença e seus sintomas pode garantir o diagnóstico precoce e, então, maior possibilidade de cura.

O câncer – uma das doenças que mais matam no mundo – tem como principal característica o fato de as células cancerosas se dividirem de forma desordenada e poderem atingir outras partes do corpo através da corrente sanguínea e do sistema linfático. A diversidade de tipos é muito grande, com causas que também variam muito – em geral uma junção de fatores genéticos e agentes externos. Isso faz com que os sintomas também sejam diversos, o tratamento estando relacionado à localização do tumor, do estágio da doença e das condições do paciente.

Não podemos deixar de mencionar, ainda, que o câncer é uma questão de conscientização: 80 a 90% dos casos estão associados a fatores ambientais como o cigarro, que pode causar câncer de pulmão; à exposição demasiada ao sol, que pode causar câncer de pele e a alguns vírus, que podem causar leucemia, entre outros. Ou seja, nossa mudança de hábitos e cuidados poderá mudar essa fatídica tendência.

Esperamos que *Entendendo o câncer* possa auxiliá-lo no esclarecimento de dúvidas do seu dia a dia e a entender e superar as dificuldades que você e sua família venham a encontrar desde o diagnóstico até o decorrer do tratamento médico.

Nossa expectativa é que pessoas mais informadas se tornem multiplicadores, levando essas informações para seus familiares, amigos e pessoas próximas.

Boa leitura!

**Claudio Seferin**
*Diretor Geral do Sistema de Saúde Mãe de Deus*

# SUMÁRIO

# INTRODUÇÃO

O câncer representa a segunda causa de morte no Brasil, somente perdendo para as doenças cardiovasculares. De acordo com dados recentes do relatório da Agência Internacional para Pesquisa em Câncer da Organização Mundial da Saúde (IARC/OMS), a incidência global de câncer duplicou nos últimos 30 anos. Vários fatores contribuem para o aumento da incidência das neoplasias malignas (câncer), como o envelhecimento e o crescimento constante da população, além da mudança dos hábitos de vida. No entanto, houve um progresso nas taxas de sobrevida no mundo inteiro devido aos novos tratamentos disponíveis para a doença, mas a mortalidade ainda permanece muito alta.

Em vista dessa nova realidade, torna-se necessário o conhecimento dos fatores de risco, bem como estabelecer rotinas de prevenção a fim de evitar determinados tipos de câncer e estabelecer um diagnóstico precoce, quando há mais chances de cura da doença. Os exames de rastreamento e as medidas de prevenção podem reduzir a mortalidade pelo câncer. Esses exames possibilitam o diagnóstico de anormalidades antes de serem clinicamente aparentes, permitindo assim intervenções curativas. As medidas de prevenção normalmente incluem alterações no estilo de vida, que podem diminuir a chance de desenvolver a doença no futuro. Estima-se que 50% dos casos de câncer são evitáveis.

O tabagismo é a principal causa prevenível de câncer, sendo responsável por mais de 20% das causas de morte pela doença no mundo. Diversos outros fatores também estão associados a diferentes tipos de câncer, como exposição solar excessiva, obesidade, dieta inadequada e sedentarismo.

De acordo com dados do Instituto Nacional de Câncer, órgão auxiliar do Ministério da Saúde no desenvolvimento e coordenação das ações integradas para a prevenção e o controle do câncer no Brasil, a neoplasia maligna mais comum na população brasileira é o câncer de pele não melanoma, sendo o primeiro tanto entre homens quanto em mulheres. Existe uma diferença entre as incidências de câncer em homens e mulheres. Nos homens, a segunda mais frequente após a de pele não melanoma é o câncer de próstata, seguida pela de pulmão, intestino grosso, reto e estômago. Já nas mulheres, depois do câncer de pele não melanoma, a doença mais prevalente é o câncer de mama, seguido pelo de colo de útero, cólon, reto e de glândula tireoide.

O objetivo deste livro é esclarecer dúvidas sobre os principais tipos de câncer, orientando a população nas medidas preventivas, como estabelecer um estilo de vida mais saudável e salientar a necessidade de realizar exames de rastreamento de rotina, preferencialmente em um ambulatório de prevenção em câncer.

parte 1

# DEFINIÇÕES, PREVENÇÃO E SINAIS DE ALERTA

# 1

# SOBRE O CÂNCER

Christina Pimentel Oppermann

Carlos H. Barrios

## 1 O QUE É O CÂNCER?

Câncer é o nome dado a um conjunto de doenças que tem em comum o crescimento desordenado de células de determinado tecido ou órgão (Figuras 1.1 e 1.2). Essas células se dividem rapidamente, tendendo a ser muito agressivas e proporcionando a formação de uma massa celular, chamada de tumor. Os tumores podem ser tanto benignos quanto malignos.

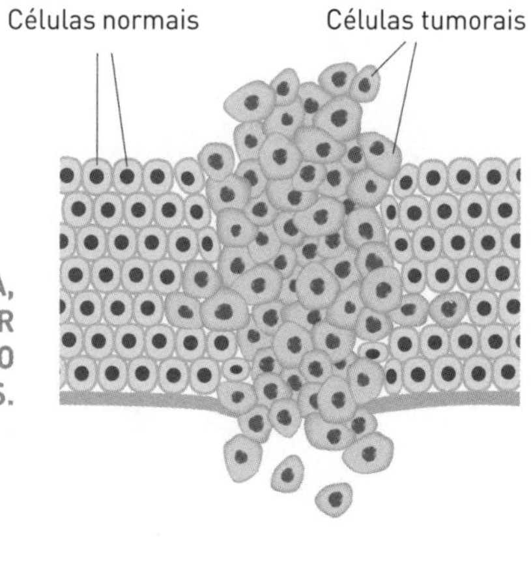


FIGURA 1.1 DE FORMA SIMPLIFICADA, PODE-SE DIZER QUE O CÂNCER SE ORIGINA DE UMA REPRODUÇÃO DESORDENADA DAS CÉLULAS.

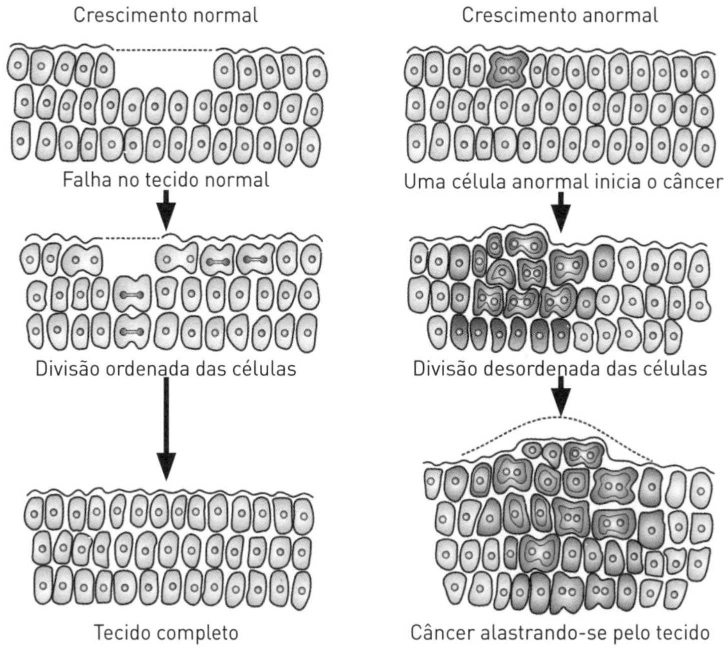


FIGURA 1.2 **REPRESENTAÇÃO DA REPRODUÇÃO CELULAR. O CÂNCER SURGE QUANDO ESSA DIVISÃO OCORRE DE FORMA DESORDENADA.**

## 2 O QUE SÃO **TUMORES BENIGNOS**?

Tumores benignos não são classificados como câncer. Em geral podem ser tratados por meio de um procedimento cirúrgico, sendo retirados, na maioria dos casos, sem nenhum dano ao organismo e raramente colocam em risco a vida dos pacientes.

## 3 QUAIS SÃO AS CAUSAS QUE LEVAM UMA PESSOA A DESENVOLVER UM CÂNCER?

As causas de câncer são várias, ocorrendo uma interação entre fatores genéticos (internos) e ambientais (externos). As causas externas relacionam-se ao meio ambiente e aos hábitos próprios do meio social e cultural da comunidade na qual o indivíduo vive. As causas internas são, na maioria das vezes, geneticamente determinadas e estão ligadas à capacidade que o organismo tem de se defender das agressões externas. Esses fatores causais podem interagir de diversas formas, aumentando a probabilidade de transformações malignas nas células normais.

## 4 O QUE SÃO TUMORES MALIGNOS?

Tumores malignos são considerados câncer. As células desses tumores têm a capacidade de se multiplicar desordenadamente, migrando para outros órgãos e tecidos do corpo. O processo de desenvolvimento tumoral e progressão da doença são complexos e envolvem vários fatores (Figura 1.3). Essas células tumorais começam a se proliferar desordenadamente e têm potencial invasivo, atingindo tecidos adjacentes, vasos sanguíneos e linfáticos. Por meio desse processo ocorrem as metástases, ou seja, o implante de células tumorais em outros órgãos e tecidos que não os de origem da doença.

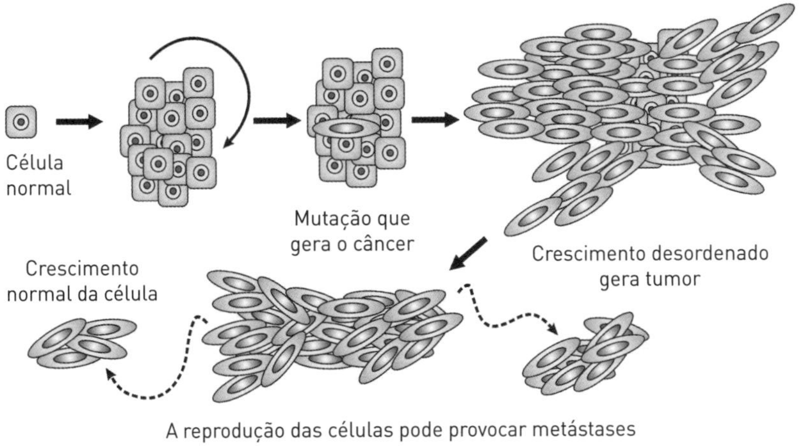


FIGURA 1.3 **CRESCIMENTO E PROGRESSÃO DO CÂNCER ATÉ A METÁSTASE, QUE É A DISSEMINAÇÃO DE CÉLULAS TUMORAIS COM IMPLANTAÇÃO EM OUTROS ÓRGÃOS (DIFERENTES DO LOCAL DE ORIGEM DO TUMOR).**

## ? QUANTOS **TIPOS DE CÂNCER** EXISTEM? 5

Existem mais de 100 tipos de câncer, que são nomeados de acordo com o órgão e o tecido de origem. Cada tipo de câncer apresenta um comportamento e evolução específicos, sendo assim, é importante que o diagnóstico e o tratamento de cada paciente seja individualizado.

## 6 COMO É FEITO O DIAGNÓSTICO DE CÂNCER?

Para a confirmação diagnóstica de uma neoplasia maligna, é necessária a obtenção de um fragmento do tecido comprometido, que chamamos de biópsia. Essa amostra deve ser examinada por um patologista, a fim de confirmar o diagnóstico histológico definitivo da doença. Em muitos casos são também necessários exames complementares (histoquímicos e moleculares) que auxiliam a definir com mais precisão a natureza de um determinado tumor. Após a confirmação, torna-se necessária a realização de uma série de exames para definir a extensão da doença, ou seja, se está situada apenas no local de origem ou se já atingiu outros órgãos (metástases). Esse processo é denominado estadiamento clínico. Uma vez definida a extensão da doença, é estabelecido pelo médico um plano terapêutico, definido junto com o paciente.

## 7 COMO É FEITO O TRATAMENTO DO CÂNCER?

Existem várias formas de tratamento para os diferentes tipos de câncer. As mais utilizadas são: a cirurgia, a radioterapia e a quimioterapia. Com frequência, esses métodos são combinados para o tratamento da maioria dos tumores. A escolha da melhor intervenção depende do tipo de câncer e da extensão da doença no momento em que é detectada. O câncer é uma doença que tem cura, principalmente quando diagnosticado precocemente. As chances de cura diminuem quando a doença se encontra em fases mais avançadas. Algumas doenças mesmo disseminadas, ou seja, com metástases ao diagnóstico, também podem ser curadas com quimioterapia.

# 2

# PREVENÇÃO PRIMÁRIA, SECUNDÁRIA E SINAIS DE ALERTA

Christina Pimentel Oppermann

Carlos H. Barrios

## ? O QUE É PREVENÇÃO PRIMÁRIA EM CÂNCER? 8

A prevenção primária em câncer se constitui em evitar a ocorrência da doença por alteração de fatores de risco modificáveis, independente dos fatores genéticos (Figura 2.1). Temos como exemplo o tabagismo, que é a maior causa evitável de câncer no mundo. O baixo consumo de álcool, a prática regular de exercício físico e manter o peso ideal, ou seja, evitar a obesidade, são medidas que podem ser adotadas em nossas vidas. Ter uma dieta balanceada, com baixa ingestão de carne vermelha e gordura saturada, rica em frutas e vegetais é um fator protetor. A obesidade é um risco para alguns tumores, como câncer do intestino grosso, mama, endométrio e rim. Componentes hormonais podem também contribuir para o aumento do risco de alguns tipos de câncer. A reposição hormonal após a menopausa está relacionada ao aumento na incidência de câncer de mama nas mulheres.

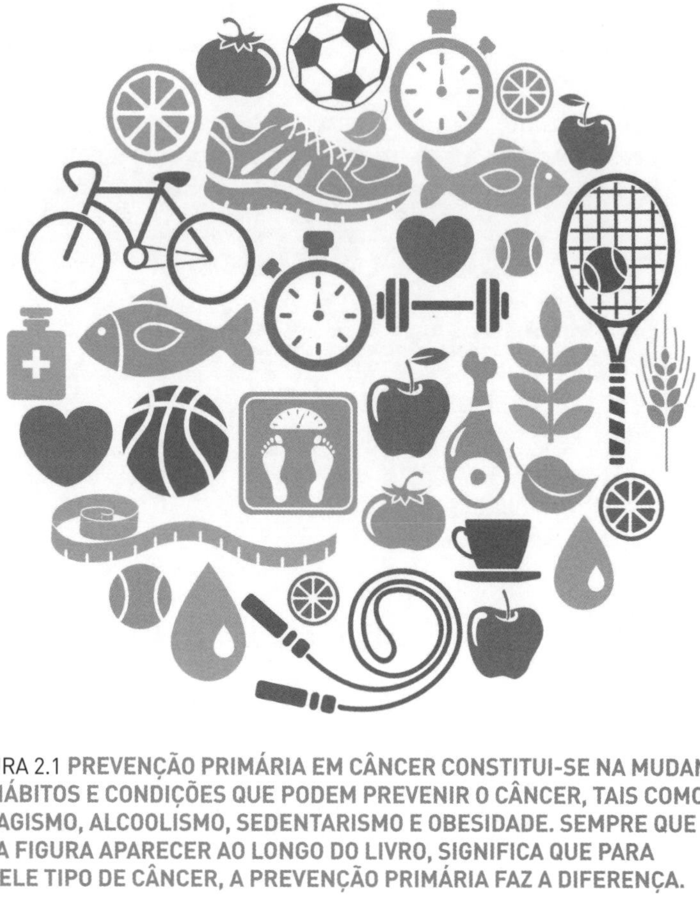

FIGURA 2.1 **PREVENÇÃO PRIMÁRIA EM CÂNCER CONSTITUI-SE NA MUDANÇA DE HÁBITOS E CONDIÇÕES QUE PODEM PREVENIR O CÂNCER, TAIS COMO TABAGISMO, ALCOOLISMO, SEDENTARISMO E OBESIDADE. SEMPRE QUE ESSA FIGURA APARECER AO LONGO DO LIVRO, SIGNIFICA QUE PARA AQUELE TIPO DE CÂNCER, A PREVENÇÃO PRIMÁRIA FAZ A DIFERENÇA.**

Alguns tipos de câncer também estão associados a agentes infecciosos, como o câncer de colo uterino que em quase 100% dos casos está relacionado à infecção crônica pelo vírus do papiloma humano (HPV). O câncer de fígado tem forte relação com a infecção crônica causada pelos vírus das hepatites B e C e o câncer de estômago está associado com a presença da bactéria *Helicobacter pylori*. O sarcoma de Kaposi e o linfoma não Hodgkin difusos de grandes células são doenças associadas à infecção pelo vírus da imunodeficiência humana

(HIV). Assim, a prevenção primária dessas neoplasias malignas está associada à prevenção, à vacinação e ao tratamento das infecções subjacentes.

A radiação ionizante UVA está fortemente relacionada com os vários tipos de câncer de pele, principalmente ao melanoma maligno, e a sua prevenção primária é a redução da exposição solar. Outro exemplo são pessoas que possuem uma doença hereditária chamada polipose colônica, pois aumenta muito a chance de desenvolvimento de tumores no intestino. Como prevenção primária, esses pacientes podem optar em realizar a retirada de um segmento intestinal para evitar o surgimento de um possível câncer no futuro. O mesmo ocorre com mulheres com alto risco para o desenvolvimento de câncer de mama baseado em história familiar ou fatores genéticos, que em casos selecionados podem optar por realizar mastectomia profilática ou quimioprofilaxia com agentes hormonais como medidas de prevenção da doença.

## ? O QUE É **PREVENÇÃO SECUNDÁRIA** EM CÂNCER? 9

A prevenção secundária em câncer permite identificar as lesões em uma fase pré-clínica ou inicial, quando os pacientes ainda estão assintomáticos e a doença é curável. Assim, tornam-se muito importantes as avaliações médicas periódicas, bem como a indicação de exames de rastreamento na população em geral. Como exemplo temos: a realização do antígeno específico da próstata (PSA) e do toque retal anual nos homens com mais de 50 anos ou antes, caso tenha história familiar positiva para câncer de próstata; mamografia anual a partir dos 40 anos ou mais precocemente em mulheres com fatores de risco para a doença; colonoscopia anual a partir dos 50 anos de idade na população em geral; citopatológico de colo uterino em mulheres a partir dos 18 anos de idade. Todas essas medidas visam o diagnóstico precoce, e por consequência, a maior chance de cura dessas neoplasias malignas. Desse modo, considera-se fundamental a existência de um ambulatório de prevenção em câncer, onde cada paciente é avaliado individualmente e são analisados os fatores de risco presentes, além da história familiar, a fim de realizar os exames de rastreamento indicados. Assim como encaminhar a realização de testes genéticos quando necessário, no paciente ou em familiares, para detectar o risco aumentado de certos tumores e indicar o melhor acompanhamento ou tratamento.

## 10 QUE **SINAIS** PODEM INDICAR QUE POSSO **ESTAR COM CÂNCER**?

Devemos sempre estar atentos para sinais de alerta como surgimento de lesões de pele com bordas irregulares e sangrantes, que podem sinalizar a presença de um câncer de pele, lesões em cavidade oral ou em outras partes do corpo que não cicatrizam, aparecimento de sangue nas fezes podem indicar a existência de um tumor no reto ou no cólon. O sangramento vaginal espontâneo ou durante a relação sexual pode indicar a presença de lesão em colo uterino. Também é importante estar alerta a outros sinais e sintomas importantes, como o surgimento de ínguas pelo corpo, febre contínua de origem inexplicável e emagrecimento rápido em curto período de tempo.

## 11 O QUE **DEVO FAZER** SE APRESENTAR **ALGUM DESSES SINTOMAS**?

Todo paciente que apresentar algum dos sintomas mencionados na resposta da pergunta anterior deve prontamente procurar atendimento médico o mais rápido possível, a fim de realizar avaliação inicial, exames necessários, diagnóstico e definir o tratamento (Figura 2.2).

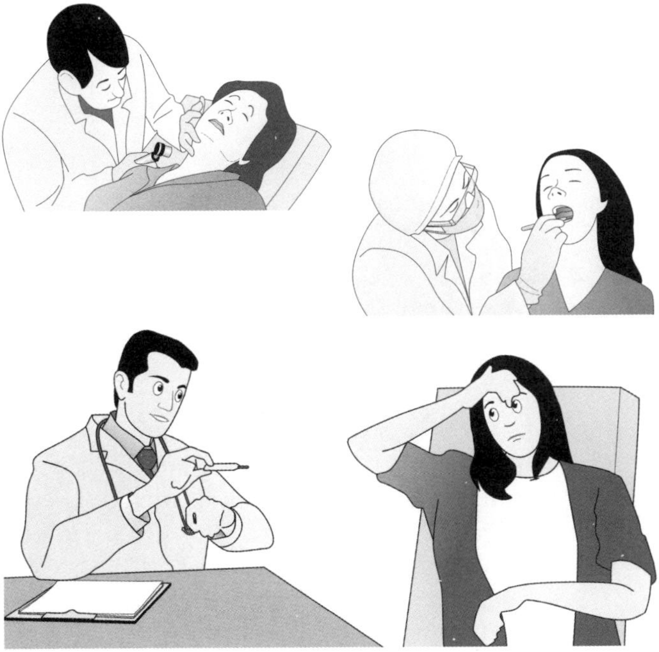

FIGURA 2.2 **O CRITERIOSO ATENDIMENTO CLÍNICO POR MEIO DA AVALIAÇÃO DA HISTÓRIA MÉDICA (ANAMNESE), EXAME FÍSICO COMPLEMENTADO POR EXAMES LABORATORIAIS E/OU DE IMAGENS QUANDO NECESSÁRIOS, AUXILIAM NO DIAGNÓSTICO PRECOCE DE CÂNCER.**

# 3

# NUTRIÇÃO E CÂNCER

Maíra Pereira Perez

## 12 EXISTE RELAÇÃO ENTRE A **ALIMENTAÇÃO** E O **CÂNCER**?

Sim. A alimentação tem sido associada ao processo de desenvolvimento de alguns tipos de câncer. A relação entre câncer e fatores alimentares é complexa; caracteriza-se pelos tipos de alimentos, os componentes específicos de cada um deles, os métodos de preparo, o tamanho das porções, a variedade da alimentação, o equilíbrio calórico, a conservação, entre outras. Alguns alimentos protegem o organismo, enquanto outros aumentam o risco de surgimento da doença.

## 13 COMO A ALIMENTAÇÃO PODE SER PREJUDICIAL?

Alguns tipos de alimentos, se consumidos regularmente durante longos períodos, parecem fornecer o ambiente ideal que uma célula cancerosa necessita para crescer, multiplicar e se disseminar. Esses alimentos devem ser evitados ou ingeridos com moderação. Nesse grupo estão incluídos os alimentos gordurosos, salgados e enlatados (Figura 3.1).

Existem também os alimentos que contêm níveis significativos de agentes cancerígenos, como, por exemplo, aqueles conservados com nitritos e nitratos, além dos defumados, que são impregnados pelo alcatrão – proveniente da fumaça do carvão –, o mesmo encontrado na fumaça do cigarro e que tem ação carcinogênica conhecida. Os alimentos curados ou preservados em sal também estão relacionados ao desenvolvimento de câncer.

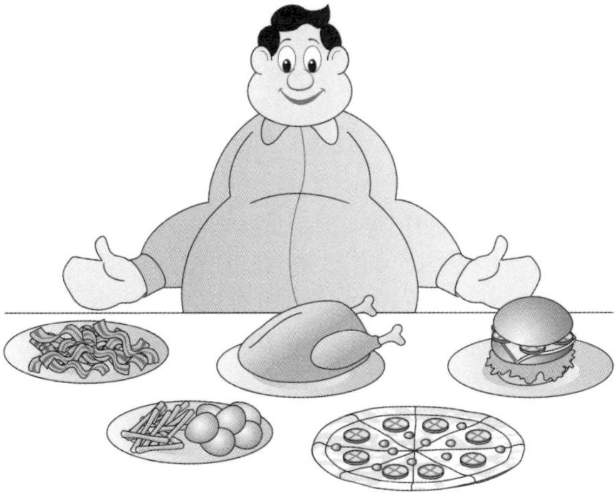

FIGURA 3.1 ALIMENTOS GORDUROSOS, SALGADOS E ENLATADOS CONSUMIDOS REGULARMENTE POR LONGOS PERÍODOS PARECEM FORNECER O AMBIENTE IDEAL PARA AS CÉLULAS CANCEROSAS SE MULTIPLICAREM E SE DISSEMINAREM PELO ORGANISMO.

## 14 QUAIS SÃO OS **ALIMENTOS** RELACIONADOS AO **RISCO DE CÂNCER**?

De um modo geral, são os alimentos de origem animal, como carnes com gordura aparente, leite integral e derivados, embutidos (bacon, linguiça, salsicha, salame, presunto e mortadela), assim como carne-de-sol, charque e peixes salgados. O consumo de alimentos com alta densidade energética, como refrigerantes e refrescos, biscoitos recheados, alimentos do tipo *fast-food* e semiprontos também estão na lista.

Pessoas que comem carnes vermelhas devem limitá-la a menos de 500 gramas por semana; a indicação é em torno de dois bifes semanais. Antes de comprar alimentos, compare a quantidade de sódio nas tabelas nutricionais dos produtos e escolha sempre os que contenham a menor quantidade.

## 15 COMO DEVE SER A **ALIMENTAÇÃO PARA PREVENIR** O DESENVOLVIMENTO DE CÂNCER?

Alimentos de origem vegetal, como frutas, vegetais e cereais integrais, contêm nutrientes (vitaminas, minerais, fibras e outros compostos) que auxiliam as defesas naturais do corpo e ajudam a regularizar o funcionamento do intestino, sendo seu consumo determinante para a promoção da saúde (Figura 3.2).

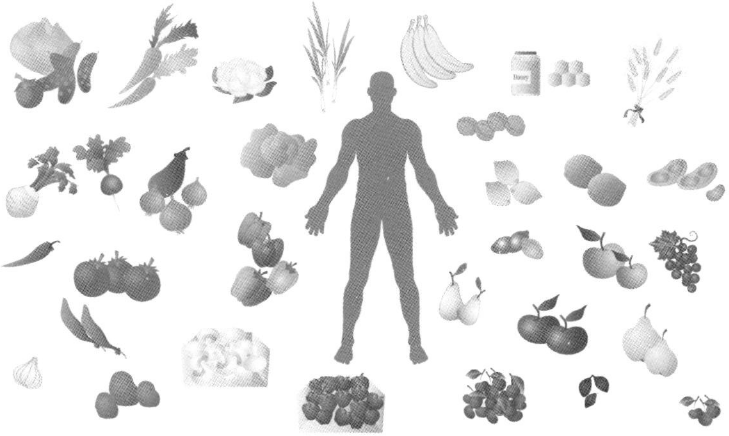

FIGURA 3.2 **O CONSUMO RECOMENDADO PELA ORGANIZAÇÃO MUNDIAL DE SAÚDE (OMS) É DE PELO MENOS CINCO PORÇÕES DIÁRIAS DE FRUTAS E VEGETAIS VARIADOS, OU O EQUIVALENTE A 400 GRAMAS POR DIA.**

## QUAIS DESSES **ALIMENTOS** SÃO MAIS **IMPORTANTES DE SEREM CONSUMIDOS**? **16**

Os cereais integrais são ricos em fibras, assim como as frutas e os vegetais que também são ricos em substâncias antioxidantes, consideradas protetoras da maioria dos tipos de câncer (Figura 3.3). As fibras aceleram a passagem do

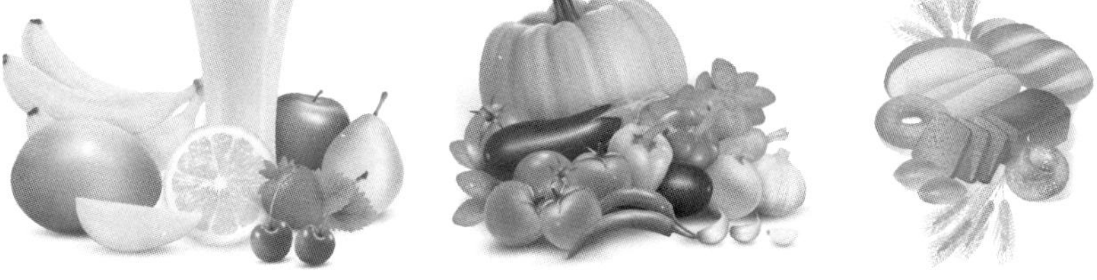

FIGURA 3.3 **ESTUDOS INDICAM A NECESSIDADE DE GARANTIR A VARIEDADE DE INGESTÃO DE ALIMENTOS DO REINO VEGETAL. ISSO PORQUE CADA UM CONTÉM UM OU MAIS COMPONENTES PARA A PREVENÇÃO DO CÂNCER.**

bolo alimentar, diminuindo o tempo de permanência de substâncias cancerígenas no organismo, enquanto as substâncias antioxidantes protegem contra os danos celulares causados por radicais livres, que podem ativar a formação de tumores. Como exemplo, citam-se os compostos químicos naturais, como os carotenoides (pigmentos verde, amarelo e vermelho), que agem como antioxidantes, e as antocianinas (pigmentos azul-roxos), que previnem a degeneração celular. No entanto, acredita-se que há muito mais a ser descoberto.

Vale a pena frisar que a alimentação saudável somente funcionará como fator protetor quando adotada constantemente no decorrer da vida.

## 17 O PREPARO E A CONSERVAÇÃO DOS ALIMENTOS TAMBÉM PODEM INFLUENCIAR NO RISCO DE CÂNCER?

Sim. Como já explicado, alimentos com excesso de sal e com a presença de conservantes, como as carnes salgadas e defumadas, os embutidos e os alimentos industrializados, devem ser evitados. A dica é usar menos sal na hora de fazer a comida e passar a utilizar mais temperos como azeite, alho, cebola e salsa. Em relação à forma de preparar as carnes, não é recomendado fritá-las, grelhá-las ou assá-las na brasa a temperaturas muito elevadas, pois podem ser criados compostos que aumentam o risco de câncer. Por isso, métodos de cozimento que usam baixas temperaturas são escolhas mais saudáveis, como vapor, ensopado, cozido ou assado.

Atenção especial deve ser dada aos grãos e cereais, pois se armazenados em locais inadequados e úmidos, podem ser contaminados pelo fungo *Aspergillus flavus*, o qual produz aflatoxina, que é uma substância cancerígena.

Lembre-se que os agrotóxicos utilizados na produção da maioria dos alimentos no Brasil também causam danos à saúde. Sempre que possível, prefira alimentos orgânicos.

## 18 DE QUE FORMA POSSO **PREVENIR O CÂNCER** COM MINHA ALIMENTAÇÃO?

Algumas mudanças nos hábitos alimentares podem ajudar a reduzir os riscos de desenvolver câncer. Adotar uma alimentação saudável contribui não só para a prevenção do câncer, mas também para prevenir as doenças cardíacas, a obesidade e outras enfermidades crônicas, como o diabetes. Coma mais frutas, vegetais, grãos e cereais integrais, leite e derivados desnatados; reduza a ingestão de alimentos e bebidas com alto teor calórico, do tipo *fast-food* e industrializados, que contêm elevadas quantidades de açúcar e gorduras, além de baixo teor de fibras e que ainda promovem o ganho de peso.

## 19 O MEU **PESO CORPORAL** TAMBÉM PODE SER UM **FATOR DE RISCO** À MINHA SAÚDE?

Sim. Desde a infância até a idade adulta, o ganho de peso e o aumento na circunferência da cintura devem ser evitados (Figura 3.4). O índice de massa corporal (IMC) do adulto (20 a 60 anos) deve estar entre 18,5 e 24,9 kg/m$^2$.

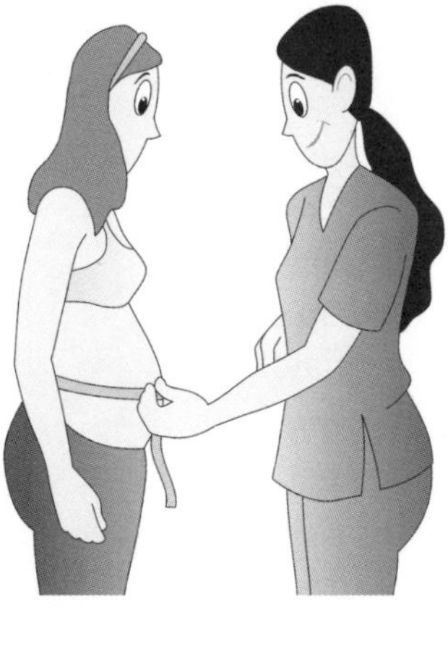

FIGURA 3.4 A MEDIDA DA CIRCUNFERÊNCIA DA CINTURA JUNTO COM O ÍNDICE DE MASSA CORPORAL É UM IMPORTANTE FATOR DE RISCO PARA A SAÚDE. DE FORMA SIMPLIFICADA, HOMENS DEVEM PROCURAR MANTER A CIRCUNFERÊNCIA DA CINTURA ABAIXO DOS 102 CM ENQUANTO QUE PARA AS MULHERES, A RECOMENDAÇÃO É DE QUE O VALOR SEJA INFERIOR A 80 CM.

O IMC é calculado dividindo o peso (em quilogramas) pela altura ao quadrado (em metros). Já está comprovado que estar acima do peso, principalmente ter alto nível de gordura corporal, aumenta as chances de uma pessoa desenvolver câncer. Por isso é importante controlar o peso por meio de uma alimentação saudável e manter-se ativo.

## 20 USAR **SUPLEMENTOS VITAMÍNICOS** E **CÁPSULAS COM COMPONENTES ALIMENTARES** PREVINEM O CÂNCER?

Não. A tendência cada vez maior de ingestão de vitaminas em comprimidos não substitui uma alimentação adequada (Figura 3.5). Os suplementos alimentares são necessários apenas em casos específicos. Para a população em geral, uma alimentação saudável e nutritiva é suficiente para se proteger contra o câncer. O uso de vitaminas e outros nutrientes isolados na forma de suplementos sem recomendação de um profissional pode ser perigoso para a saúde.

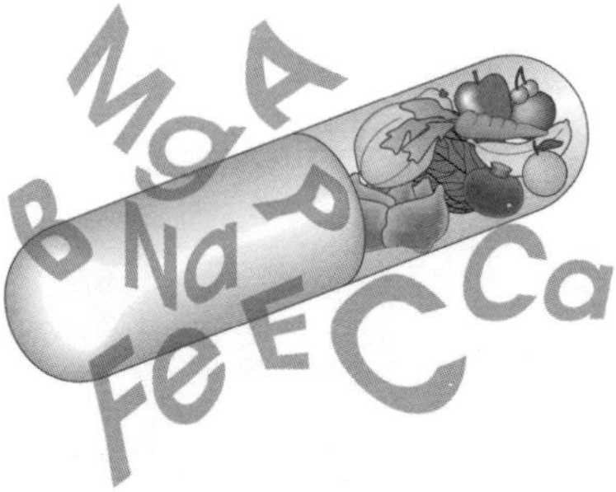


FIGURA 3.5 **VITAMINAS EM COMPRIMIDOS OU CÁPSULAS NÃO SUBSTITUEM UMA ALIMENTAÇÃO SAUDÁVEL. EM CASOS ESPECIAIS ELAS SÃO PRESCRITAS PELO MÉDICO.**

## QUAIS OUTRAS DICAS RELACIONADAS À ALIMENTAÇÃO SÃO IMPORTANTES PARA MINHA FAMÍLIA? 21

As bebidas alcoólicas favorecem a formação de alguns tipos de câncer, por isso não são recomendadas. Contudo, se forem consumidas, devem ser limitadas a uma dose (150 mL de vinho, 350 mL de cerveja ou 40 mL de bebida destilada) para os homens e meia dose para as mulheres por dia. Além disso, conforme já comentado, alimentos ricos em gordura e sódio também podem contribuir para o desenvolvimento de câncer (Figura 3.6).

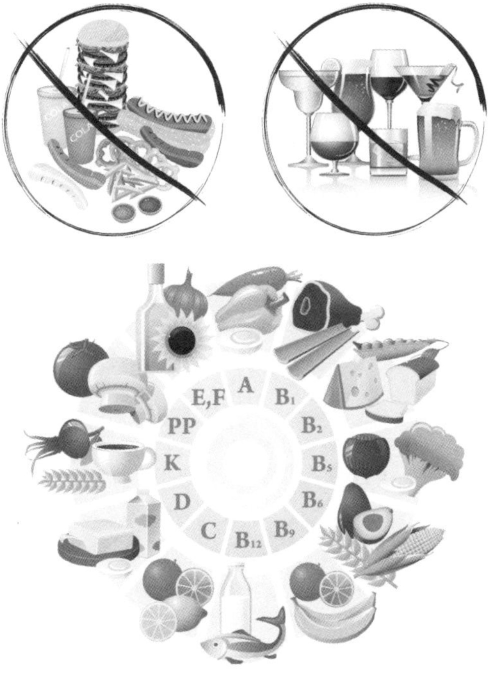


FIGURA 3.6 **EVITE ALIMENTAÇÃO BASEADA EM *FAST-FOOD*, INGESTÃO DE BEBIDAS ALCOÓLICAS E PREFIRA SEMPRE ALIMENTOS FRESCOS DE ORIGEM VEGETAL.**

O consumo frequente de adoçantes artificiais, presentes em produtos *light*, *diet* ou zero, está associado a algumas doenças e possivelmente ao câncer.

A amamentação protege as mães do câncer de mama e os bebês do sobrepeso e obesidade. A criança deve receber somente o leite materno até os seis meses e, a partir de então, ser amamentada e passar a ter uma alimentação complementar saudável até os dois anos (Figura 3.7).

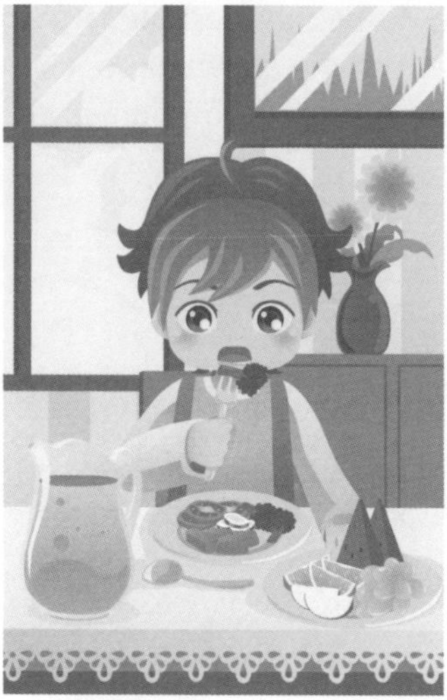

FIGURA 3.7 AS CRIANÇAS DEVEM SER INCENTIVADAS A ADOTAR UMA DIETA SAUDÁVEL A PARTIR DO MOMENTO DA INTRODUÇÃO DOS PRIMEIROS ALIMENTOS NAS SUAS REFEIÇÕES DIÁRIAS.

# parte 2

# PATOLOGIAS ESPECÍFICAS

# 4

# CÂNCER DE COLO UTERINO

Omar Moreira Bacha

## 22 O QUE É O CÂNCER DE COLO UTERINO?

O colo é a porção mais baixa e estreita do útero e que se conecta à vagina. O câncer significa a transformação maligna (tumoração) desta porção do útero (Figura 4.1). Desenvolve-se, geralmente, de forma lenta e pode não apresentar sintomas no início.

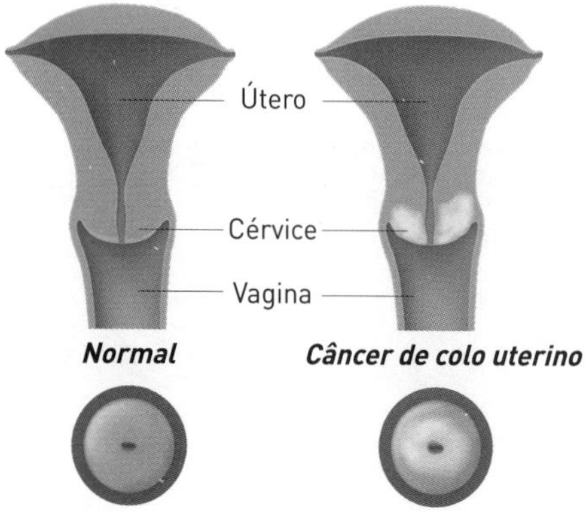


FIGURA 4.1 CÂNCER DE COLO UTERINO.

## COMO A DOENÇA SE MANIFESTA? 23

Possíveis sinais de câncer de colo uterino são o sangramento vaginal irregular e a dor no baixo ventre (pélvica). Esse sangramento, em sua fase inicial, pode estar associado à relação sexual. Secreções vaginais atípicas (corrimentos) e dor durante a relação sexual também são sintomas (Figura 4.2). Existe uma fase pré-clínica (sem sintomas) do câncer do colo do útero, em que a detecção de possíveis lesões precursoras se dá por meio da realização periódica do exame preventivo.

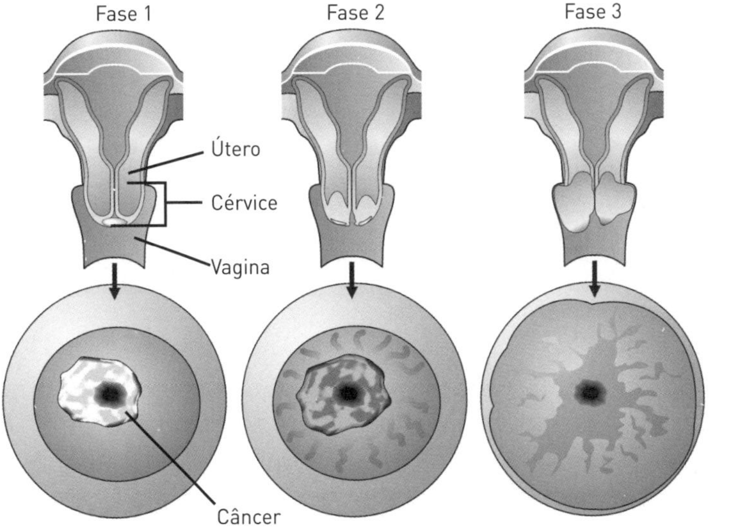


FIGURA 4.2 **PROGRESSÃO DO CÂNCER DE COLO UTERINO.**

## COMO EU POSSO FAZER O DIAGNÓSTICO? 24

A coleta periódica do exame citopatológico do colo uterino – também chamado de exame pré-câncer ou papanicolau – possibilita o diagnóstico precoce, tanto das formas pré-invasoras, as quais são chamadas neoplasia intraepitelial de colo uterino (NIC), como do câncer propriamente dito. No exame ginecológico rotineiro, a coleta do material para a realização do exame citopatológico é uma das principais medidas preventivas que temos na medicina. É muito simples e não causa dor. A realização sistemática desse exame anualmente diminui, e muito, a possibilidade de ter um câncer. No exame anual também pode ser realizado o teste de Schiller, em que se coloca no colo do útero uma solução iodada para detectar áreas não coradas (suspeitas). A colposcopia, exame em que se visualiza o colo uterino com uma lente de aumento de dez vezes ou mais, auxilia na avaliação de lesões suspeitas ao exame rotineiro, além de permitir a realização de uma biópsia dirigida, que é uma coleta de pequena porção de colo uterino, fundamental para o diagnóstico de câncer.

## 25 QUAIS SÃO OS PRINCIPAIS **TRATAMENTOS**?

O tratamento das pacientes portadoras desse câncer baseia-se na cirurgia, radioterapia e quimioterapia. O tratamento a ser realizado depende das condições clínicas da paciente, do tipo de tumor e sua extensão. Quando o tumor é inicial, os resultados da cirurgia radical e da radioterapia são equivalentes.

O tratamento cirúrgico consiste na retirada do útero e seus ligamentos – chamados de paramétrio –, porção superior da vagina e linfonodos pélvicos. Os ovários podem ser preservados nas pacientes jovens e pré-menopáusicas, dependendo do estadiamento do tumor; quanto mais avançado, mais extensa é a cirurgia.

O tratamento radioterápico consiste na utilização de radiação de alta energia para matar as células malignas e cessar seu crescimento. Pode ser efetuado como tratamento exclusivo (em todos os estágios da doença), ou quando a cirurgia é contraindicada em estágios não iniciais. Estudos revelam melhores taxas de controle da doença e cura quando a quimioterapia é associada à radioterapia.

## QUEM EU **DEVO PROCURAR** NA SUSPEITA DE CÂNCER DE COLO UTERINO? 26

Ginecologista ou cirurgião com treinamento e experiência no tratamento do câncer no colo do útero. Essa prática é reconhecida como especialidade médica atualmente. Grandes centros de tratamento de câncer dispõem de equipes de especialistas nessa área (cirurgiões, radioterapeutas e oncologistas), que decidem em conjunto a terapia mais adequada para cada paciente.

## QUAIS SÃO OS **FATORES DE RISCO**? 27

Infecção por papiloma vírus humano (HPV) é o maior fator de risco para o desenvolvimento do câncer de colo uterino. Esse vírus está difundido no nosso meio. Estima-se que de 50 a 80% das pessoas têm ou já tiveram este vírus, muitas vezes sem saber. Felizmente, na maioria das vezes ele não se manifesta ou o sistema imunológico consegue combater o vírus e eliminá-lo totalmente. Outros fatores de risco conhecidos são: início das atividades sexuais em idade precoce, múltiplos parceiros sexuais ou parceiro sexual de risco, multiparidade (muitos filhos), tabagismo, uso de anticoncepcionais e condições que comprometam o sistema imunológico, dentre elas a aids.

## **PREVENÇÃO**: COMO REALIZAR? 28

A principal estratégia utilizada para detectar precocemente a lesão precursora e o câncer (prevenção secundária) é por meio da realização do exame preventivo do câncer do colo do útero – conhecido popularmente como papanicolau –, pois a sua realização periódica permite reduzir a mortalidade por esta doença na população de risco.

O exame preventivo do câncer do colo uterino consiste na coleta de material citológico desta região, na qual é recolhida uma amostra da parte externa (ectocérvice) e outra da parte interna (endocérvice).

Para a coleta do material, é introduzido um espéculo vaginal e procede-se a escamação ou esfoliação das superfícies externa e interna do colo uterino por meio de uma espátula de madeira e de uma escovinha endocervical. Mulheres grávidas também devem realizar o exame, mas neste caso sem a coleta na parte interna (endocérvice).

Toda mulher que tem ou já teve atividade sexual deve submeter-se ao exame preventivo periódico, especialmente se estiver na faixa etária dos 25 aos 59 anos. Recomenda-se que o procedimento deva ser feito a cada ano, ficando a critério do especialista a definição de intervalos maiores entre os exames. Atualmente, a vacina contra o vírus do HPV é uma das mais novas armas para combater o câncer de colo de útero. Em países como a Austrália e o Canadá, onde a vacina entrou no sistema público e a maioria das adolescentes é vacinada desde 2007, já há uma grande diminuição nas lesões pré-cancerosas (NIC) em apenas cinco anos de vacinação. É importante saber que a vacina não substitui o exame de rotina, pois não previne contra todos os tipos de HPV, mas previne contra os principais tipos que são responsáveis por até 70% dos casos de câncer.

## 29 APÓS O TRATAMENTO, COMO DEVO FAZER O ACOMPANHAMENTO?

Não existe estudo definitivo quanto à melhor forma de acompanhamento de pacientes tratadas por câncer de colo do útero, mas recomenda-se exame físico e papanicolau a cada três meses durante o 1º ano após o tratamento, a cada quatro meses durante o 2º ano, a cada seis meses nos três anos seguintes e uma vez após o 5º ano de tratamento. Radiografias de tórax também podem ser recomendadas anualmente. Os hemogramas e as provas de função renal são opcionais.

Pacientes com doença persistente ou recorrente necessitam ser avaliadas com exames de imagem, tais como tomografias ou PET-CT, além de exploração cirúrgica como terapia de salvamento em casos selecionados.

5

# CÂNCER DE MAMA

Sergio Jobim de Azevedo

## 30 O QUE É CÂNCER DE MAMA?

Câncer de mama é uma doença que se caracteriza pelo crescimento descontrolado de células anormais na mama e tem a capacidade de invadir, disseminar-se para outras partes do corpo pelo sangue e pelo sistema linfático. O primeiro sítio de disseminação da doença normalmente são os linfonodos axilares ipsilaterais (Figura 5.1). Em mais de 90% dos casos a doença é de ocorrência esporádica, tendo associação genética em menos de 10% dos casos de câncer de mama. Na população em geral, aproximadamente 12% das mulheres desenvolverão câncer de mama. Pacientes de famílias com várias gerações acometidas por câncer de mama ou ovário, principalmente com diagnóstico em idades jovens, devem ficar atentas para a possibilidade de ocorrência de mutações genéticas, principalmente nos genes *BRCA1* e *BRCA2*. Na presença dessas mutações genéticas, o câncer de mama ocorre em mais de 50% das pacientes, ou seja, aumenta consideravelmente a incidência da doença. Na Figura 5.2 podem ser observados os estágios da doença.

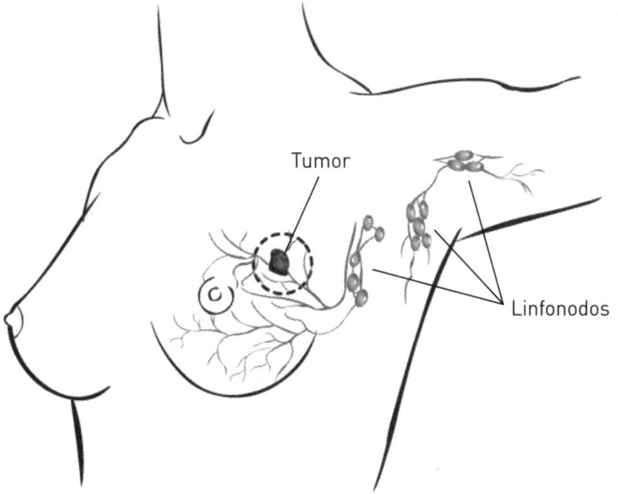


FIGURA 5.1 OS LINFONODOS AXILARES IPSILATERAIS NORMALMENTE SÃO OS PRIMEIROS LOCAIS DE DISSEMINAÇÃO DA DOENÇA.

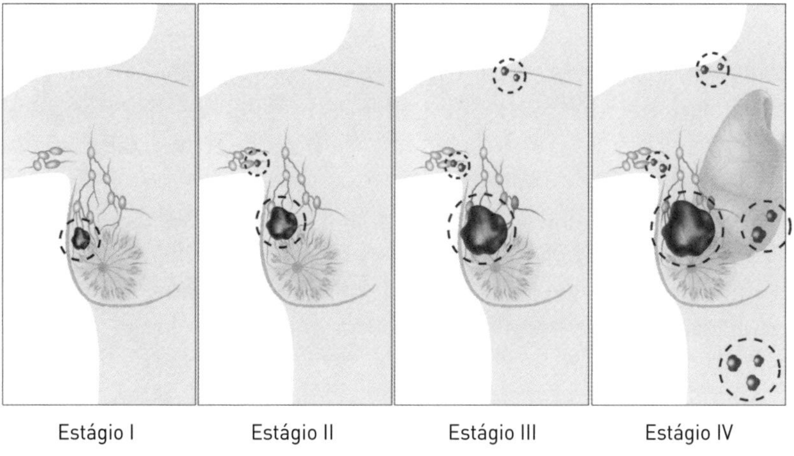


FIGURA 5.2 ESTÁGIOS DO CÂNCER DE MAMA: I, TUMOR DE ATÉ 2 CM, COM OU SEM COMPROMETIMENTO LINFONODAL MICROSCÓPICO EM LINFONODOS AXILARES IPSILATERAL; II, TUMOR MAIOR DO QUE 2 CM E MENOR OU IGUAL A 5 CM, COM OU SEM COMPROMETIMENTO LINFONODAL IPSILATERAL; III, TUMOR DE QUALQUER TAMANHO COM COMPROMETIMENTO DE LINFONODOS INFRA OU SUPRACLAVICULARES; IV, PRESENÇA DE METÁSTASES À DISTÂNCIA (P. EX., FÍGADO, PULMÕES, OSSOS E SISTEMA NERVOSO CENTRAL).

## 31 COMO ELE SE **MANIFESTA**?

O câncer de mama inicial geralmente não causa sintomas, mas à medida que o tumor cresce, ele pode ocasionar determinadas alterações, tais como:

- Nódulos ou caroços na mama ou axila;
- Mudanças no tamanho ou formato da mama;
- Retrações, ulcerações, vermelhidão e edema na pele da mama;
- Inversão ou secreção pelo mamilo.

É importante salientar que a maioria dos nódulos na mama são tumores benignos e não câncer.

## 32 COMO É FEITO O **DIAGNÓSTICO**?

Por meio do exame físico mamário realizado por um profissional de saúde capacitado e de exames de imagem, principalmente a mamografia, que deve ser realizada periodicamente.

A mamografia é recomendada anualmente a todas as mulheres a partir dos 40 anos de idade. Em mulheres com história familiar positiva, a mamografia deve ser realizada mais precocemente, conforme a avaliação de um especialista.

## QUAIS OS PRINCIPAIS TRATAMENTOS? 33

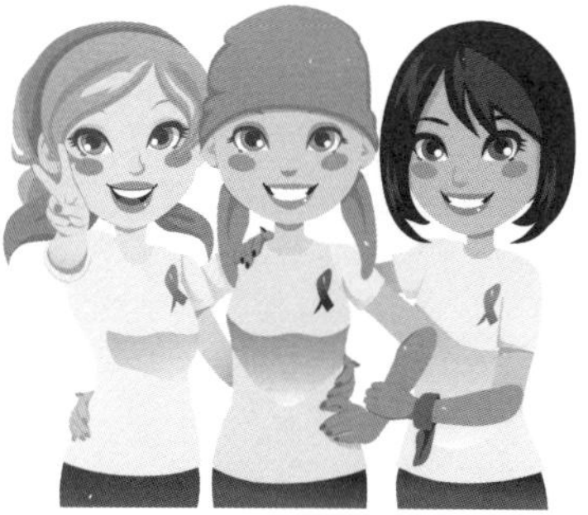

As mulheres com câncer de mama possuem várias opções de tratamento. A cirurgia, que pode ser conservadora (retirada de parte da mama) ou radical (retirada de toda a glândula), seguida ou não de reconstrução mamária, é o tratamento mais comum. A cirurgia parcial normalmente é complementada pela radioterapia da mama, conforme a indicação. O tratamento sistêmico (que trata todo o corpo) é representado pela quimioterapia, hormonioterapia e as denominadas terapias-alvo.

## QUEM EU DEVO PROCURAR? 34

O mastologista, que é o médico especialista em doenças da mama, é o profissional de saúde mais capacitado para esclarecer eventuais dúvidas em relação à saúde mamária.

## QUAIS SÃO OS FATORES DE RISCO? 35

Os fatores de risco para câncer de mama incluem:

- Idade avançada;
- Menstruação precoce (antes dos 12 anos);
- Menopausa tardia (após os 52 anos);
- Nunca ter tido filhos ou ter tido o primeiro filho após os 20 anos;

- História pessoal de câncer de mama ou de determinadas doenças proliferativas da mama;
- História familiar de câncer de mama e/ou de ovário;
- Radioterapia prévia sobre o tórax;
- Terapia de reposição hormonal com estrogênio e progesterona na pós-menopausa (por mais de 5 anos);
- Alcoolismo;
- Obesidade na pós-menopausa;
- Mutação nos genes *BRCA1* e *BRCA 2*;
- Sedentarismo.

## 36 O QUE SÃO OS GENES *BRCA1* E *BRCA2*?

Os genes *BRCA1* e *BRCA2* são supressores tumorais. Em células normais, esses genes ajudam a manter a estabilidade do material genético celular (o DNA), prevenindo a proliferação desordenada dessas células, ou seja, o desenvolvimento de neoplasias.

Mutações nesses genes são associadas ao câncer de mama e ovário hereditário, aumentando a incidência dessas doenças nas mulheres portadoras dessas alterações. Nem todas as mutações em *BRCA1* e *BRCA2* são prejudiciais. As mutações deletérias aumentam o risco de câncer de mama e ovário em idades precoces, antes da menopausa. Normalmente se identifica esse fator de risco em pacientes jovens com a doença e que têm vários familiares próximos acometidos por câncer de mama ou ovário. Mutações danosas em *BRCA1* também aumentam o risco do desenvolvimento de câncer de colo e corpo uterino, pâncreas e de intestino. Já as mutações deletérias em *BRCA2* também aumentam o risco do desenvolvimento de câncer de estômago, pâncreas, vesícula biliar, vias biliares e melanoma.

# PREVENÇÃO - COMO REALIZAR? 37

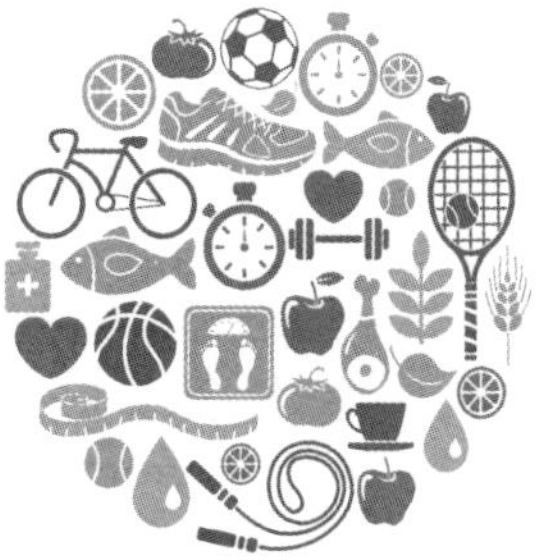

Prevenção significa tomar determinadas atitudes para diminuir o risco de contrair alguma doença. No caso de câncer de mama não existem medidas efetivas o suficiente para prevenir o aparecimento da doença na população em geral. Existem medidas gerais que podem ser utilizadas, tais como: alimentação saudável, combater o sedentarismo com a prática de esportes (Figura 5.3), emagrecer e evitar uso de bebidas alcoólicas. A maneira mais eficaz de prevenção ao câncer de mama é pela chamada prevenção secundária, por meio da qual não é possível evitar o aparecimento da doença, mas pode-se realizar um diagnóstico precoce, o que possibilita melhora no tratamento e na sobrevida das pacientes. A forma mais eficaz de prevenção secundária é pelo exame físico mamário acompanhado de mamografia de rotina. Em pacientes com história familiar positiva para câncer de mama e ovário, deve-se sempre pensar na ocorrência de mutações nos genes *BRCA1* e *BRCA2* que aumentam consideravelmente a chance do desenvolvimento da doença. Na suspeita de serem portadoras dessas modificações, as pacientes devem ser submetidas a uma avaliação genética especializada que pode ou não indicar a realização de testes específicos, que são realizados por meio de uma amostra de sangue. Se confirmadas tais mutações, existem opções terapêuticas para a prevenção da doença, como a mastectomia bilateral profilática e a quimioprofilaxia com o uso de moduladores seletivos de receptores de estrogênio (tamoxifeno e raloxifeno) ou inibidores da aromatase (examestano).

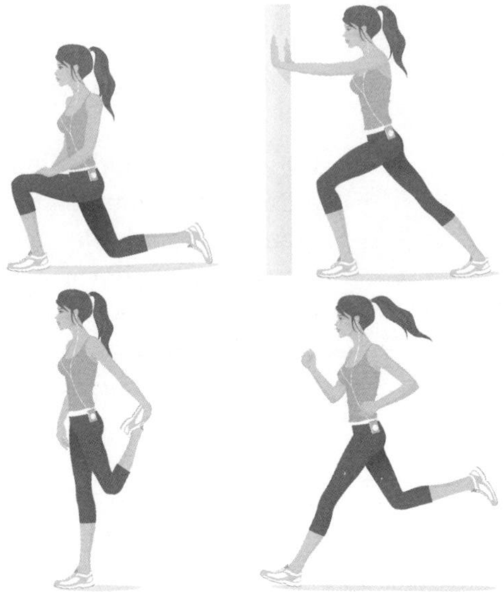

FIGURA 5.3 **AO REALIZAR ATIVIDADE FÍSICA, NÃO ESQUEÇA DE PREPARAR SEU CORPO FAZENDO ALONGAMENTOS E AQUECENDO ANTES DE INICIAR O EXERCÍCIO (CORRIDA, POR EXEMPLO).**

## 38 **APÓS O TRATAMENTO**, COMO FAZER O **ACOMPANHAMENTO**?

O acompanhamento das pacientes tratadas por câncer de mama é feito geralmente por meio de consultas seriadas com o mastologista e o oncologista clínico, nas quais é realizado o exame físico das mamas, acompanhado periodicamente de exames de imagem, sendo a mamografia a principal. Nos casos em que a mamografia não se mostra suficiente, em geral complementa-se com ultrassonografia mamária ou eventualmente com ressonância magnética de mama. A solicitação destes e outros exames, tais como radiografia torácica, ultrassonografia abdominal e cintilografia óssea, devem ser feitas criteriosamente, segundo a avaliação do médico especialista.

6

# CÂNCER DE OVÁRIO

Stephen Doral Stefani

## O QUE É O CÂNCER DE OVÁRIO? 39

É o câncer ginecológico mais difícil de ser diagnosticado. A doença pode originar-se de qualquer célula do ovário, mas o mais comum é que inicie nas células epiteliais que recobrem a glândula ovariana (Figura 6.1).

## COMO A DOENÇA SE MANIFESTA? 40

Cerca de 3/4 dos tumores malignos de ovário apresentam-se em estágio avançado no momento do diagnóstico inicial. O sintoma mais comum é o crescimento do volume abdominal, que geralmente se dá por acúmulo de líquido (ascite). As massas ovarianas podem ser identificadas em exame de rotina ou imagem pélvica realizada por acaso.

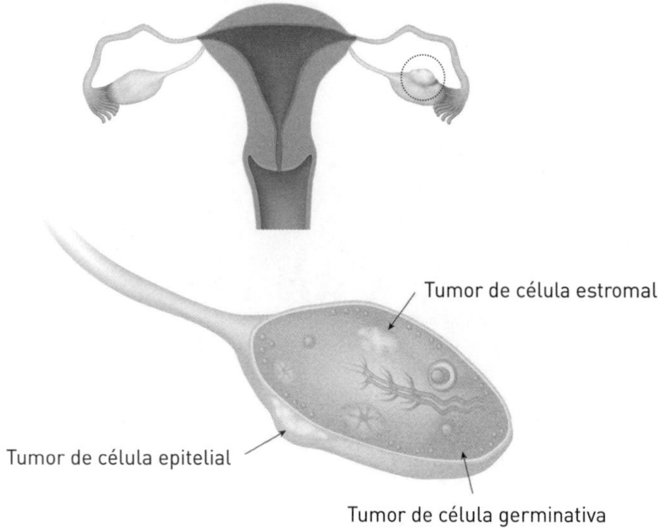


FIGURA 6.1 **CÂNCER DE OVÁRIO.**

A presença de cistos no ovário, bastante comum entre as mulheres, não é problema na maioria dos casos. O maior risco existe quando eles são maiores do que 10 cm e possuem áreas sólidas e/ou líquidas.

## 41 COMO FAZER O **DIAGNÓSTICO**?

O diagnóstico de câncer de ovário é feito por meio de obtenção de material para análise patológica (biópsia). O ideal é que seja realizada uma cirurgia por profissional experiente nesse tipo de procedimento e envio de material amplo para a realização da análise. Quando houver líquido livre na cavidade abdominal, deve-se realizar punção deste líquido e encaminhá-lo para a análise de citologia, cujas células identificadas podem ser positivas para o diagnóstico de câncer (líquido com presença de células tumorais). Associado a um marcador tumoral coletado no sangue, chamado CA 125, é possível fazer o diagnóstico do câncer de ovário.

## QUAIS SÃO OS PRINCIPAIS TRATAMENTOS? 42

A cirurgia completa (com mínimo possível de doença residual) é muito importante no tratamento deste tumor. A maioria das pacientes necessitará de tratamento complementar (chamado adjuvante) com quimioterapia endovenosa (a base de medicamentos classificados no grupo das platinas). Em alguns casos, a quimioterapia é realizada antes da cirurgia completa (tratamento neoadjuvante). Em algumas situações especiais, a quimioterapia pode ser feita diretamente no abdome.

## QUEM EU DEVO PROCURAR NA SUSPEITA DE CÂNCER DE OVÁRIO? 43

O treinamento do profissional nessa doença é fundamental para o sucesso do tratamento. Um ginecologista deve ser consultado (Figura 6.2) e, caso ele suspeite ou diagnostique um câncer, todas as pacientes devem ter um oncologista e um cirurgião ginecologista habituado com esse tipo de cirurgia ou um cirurgião oncológico.

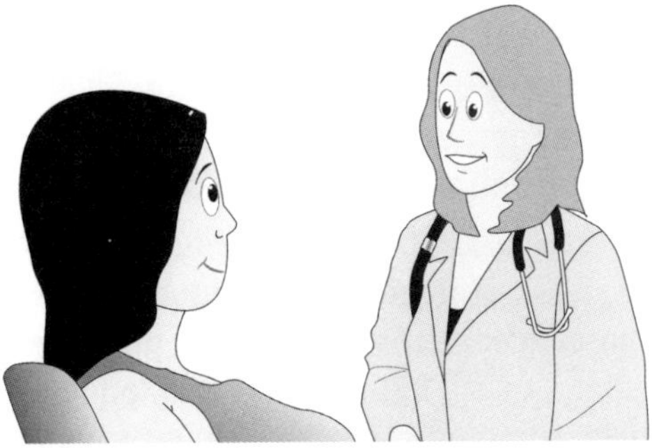

FIGURA 6.2 AS CONSULTAS DE ROTINA AO GINECOLOGISTA, ASSIM COMO AS CONSULTAS EM CASO DE SUSPEITA DE ALGUMA ANORMALIDADE, FAVORECEM O DIAGNÓSTICO PRECOCE NÃO SÓ DO CÂNCER DE OVÁRIO, MAS DE VÁRIAS DOENÇAS.

## 44 QUAIS SÃO OS **FATORES DE RISCO**?

Fatores hormonais, ambientais e genéticos estão relacionados com o aparecimento do câncer de ovário. Cerca de 90% dos cânceres de ovário são esporádicos, isto é, não apresentam fator de risco reconhecido, e cerca de 10% apresentam um componente genético ou familiar. História familiar é o fator de risco isolado mais importante e história de câncer de mama também é um fator de risco bem estabelecido.

## 45 **PREVENÇÃO**: COMO REALIZAR?

Não existe exame recomendado de rotina para detecção precoce (triagem) de câncer de ovário. A recomendação atual é que toda mulher deve realizar exame ginecológico de rotina e seguir as orientações de seu médico quando identificada alteração.

## 46 **APÓS O TRATAMENTO**, COMO DEVO FAZER O **ACOMPANHAMENTO**?

Marcadores tumorais são substâncias detectadas no exame de sangue e que aumentariam na presença de tumores malignos. No caso do ovário, estes seriam o CA 125, a $\alpha$-fetoproteína e o $\beta$-HCG.

Esses marcadores têm baixa especificidade com grande número de falso-positivos. Os marcadores são muito úteis no seguimento da paciente com câncer de ovário, porém pouco confiáveis para o diagnóstico inicial. O CA 125, por exemplo, pode estar elevado em doenças benignas, como o mioma uterino ou a endometriose. Existe controvérsia sobre vantagem de realização de exames sistemáticos, mas há consenso de que todas as pacientes que tiveram câncer de ovário devem consultar e realizar exames com seu médico por cinco anos.

7

# CÂNCER DE ENDOMÉTRIO

Luciana Spillari Viola

## ? O QUE É CÂNCER DE ENDOMÉTRIO? 47

Endométrio é o tecido que reveste a parede interna do útero. O câncer de endométrio se origina nessa porção interna do útero e ocorre com mais frequência em mulheres pós-menopáusicas, na sua maioria (Figura 7.1). Dentre os fatores de risco para o desenvolvimento deste tipo de câncer estão a nuliparidade, o uso de terapia de reposição hormonal na menopausa sem progesterona, o uso de tamoxifeno e a obesidade.

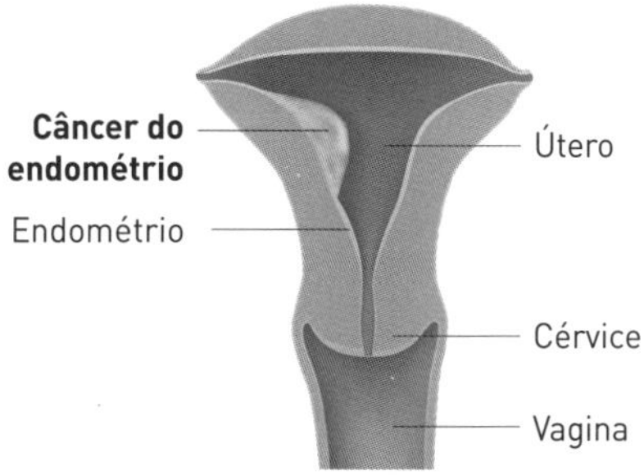


FIGURA 7.1 **CÂNCER DE ENDOMÉTRIO.**

## 48 COMO É FEITO O DIAGNÓSTICO?

O principal sintoma desta doença é o sangramento vaginal anormal, seja nas mulheres pré-menopáusicas ou pós-menopáusicas. Outros sintomas que podem ocorrer são a dor pélvica e o aumento do volume abdominal. O diagnóstico é feito por meio de uma biópsia do endométrio, por um exame chamado histeroscopia.

## 49 QUAIS SÃO OS PRINCIPAIS TRATAMENTOS?

O tratamento principal desta doença é a cirurgia para retirada do útero, ovários e gânglios que acompanham estes órgãos. O estadiamento da doença é cirúrgico e, dependendo do estágio em que se encontra, pode ser indicada quimioterapia, radioterapia e braquiterapia complementares.

## 50 COMO FAÇO O ACOMPANHAMENTO?

O câncer de endométrio tem maior chance de recidiva nos primeiros três anos. O acompanhamento das pacientes deve ser realizado com revisão ginecológica trimestral nos dois primeiros anos. Após, a revisão ginecológica pode ser feita semestral e posteriormente, uma vez ao ano depois do quinto ano de tratamento. Os exames de imagem e laboratório variam de instituição para instituição, não existindo consenso. A recomendação é de realização de exames de imagem a cada 6 meses após o tratamento e, posteriormente, a cada ano.

8

# CÂNCER DE PULMÃO

Guilherme Geib



## O QUE É O CÂNCER DE PULMÃO?

São os tumores malignos que se originam nas células do pulmão ou dos brônquios (Figura 8.1). Existem diferentes tipos de câncer de pulmão, com particularidades relacionadas ao seu diagnóstico e tratamento.

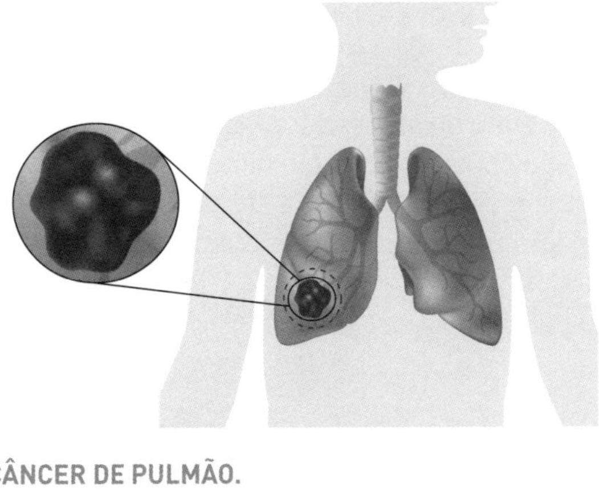

FIGURA 8.1 **CÂNCER DE PULMÃO.**

## 52 COMO A DOENÇA SE **MANIFESTA**?

O câncer de pulmão pode estar presente mesmo na ausência de sintomas, sobretudo em suas fases iniciais. Os sintomas mais comuns da doença são: surgimento de tosse ou mudança no seu padrão, falta de ar, chiado no peito persistente, presença de sangue no escarro, dor na região torácica, emagrecimento, entre outros. Todo indivíduo, sobretudo se fumante ou ex-fumante, que manifeste tais sintomas deve realizar uma avaliação médica.

## 53 COMO É FEITO O **DIAGNÓSTICO**?

Na suspeita inicial, são realizados exames de imagem, como radiografia ou tomografia de tórax. Posteriormente, busca-se a confirmação diagnóstica por uma biópsia, que poderá ser realizada por meio de uma fibrobroncoscopia (endoscopia respiratória) ou por biópsia percutânea guiada por ultrassonografia ou tomografia.

## 54 QUAIS SÃO OS PRINCIPAIS **TRATAMENTOS**?

A escolha do tratamento dependerá do tipo de câncer e da extensão da doença. A cirurgia geralmente é o método de escolha para os casos em que a doença está localizada em determinados pontos, podendo ser complementada com quimioterapia e/ou radioterapia para aumentar as chances de cura. Casos de doença mais extensa podem ser tratados com radioterapia, quimioterapia ou com a combinação dos dois métodos.

## 55 QUEM EU DEVO PROCURAR NA SUSPEITA DE CÂNCER DE PULMÃO?

No início da investigação, um médico internista (clínico geral) ou pneumologista pode ser consultado. Após a confirmação do diagnóstico, deve ser feita uma avaliação com o oncologista e/ou com cirurgião torácico. Uma abordagem multidisciplinar envolvendo o clínico, o oncologista, o cirurgião torácico e o radioterapeuta é fundamental para a adequada escolha terapêutica e o sucesso do tratamento.

## 56 QUAIS SÃO OS FATORES DE RISCO?

O principal fator de risco para o câncer de pulmão é o tabagismo. O risco é proporcional à quantidade de cigarros consumidos ao longo da vida. Por exemplo, fumantes têm o seu risco de contrair a doença reduzido de forma significativa após pararem de fumar, motivo pelo qual a cessação do tabagismo deve ser recomendada a todos os fumantes.

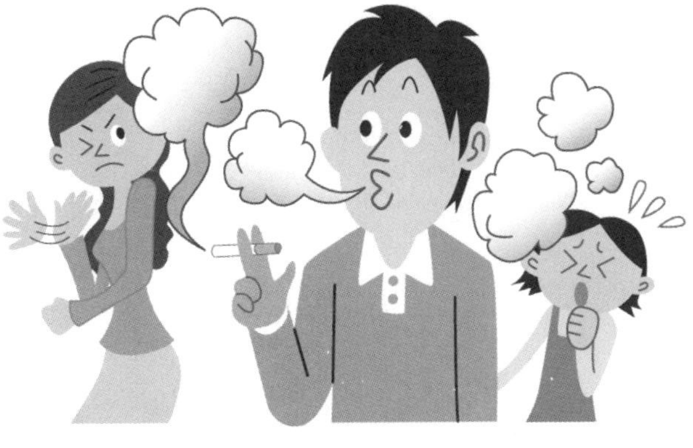

## 57 PREVENÇÃO: COMO REALIZAR?

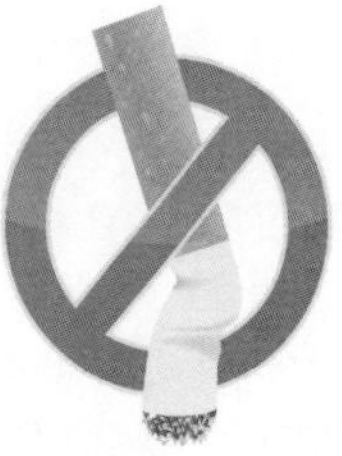

A melhor maneira de prevenir o câncer de pulmão é evitar o tabagismo ou promover a cessação naqueles que já contraíram o hábito. Educar crianças e jovens a respeito dos malefícios do cigarro é fundamental para a prevenção de casos futuros de câncer de pulmão.

## 58 APÓS O TRATAMENTO, COMO DEVO FAZER O ACOMPANHAMENTO?

Todos os pacientes tratados de um câncer de pulmão deverão manter acompanhamento médico para a realização periódica de avaliação clínica e exames complementares, visando detectar precocemente uma eventual recidiva ou surgimento de um novo tumor primário.

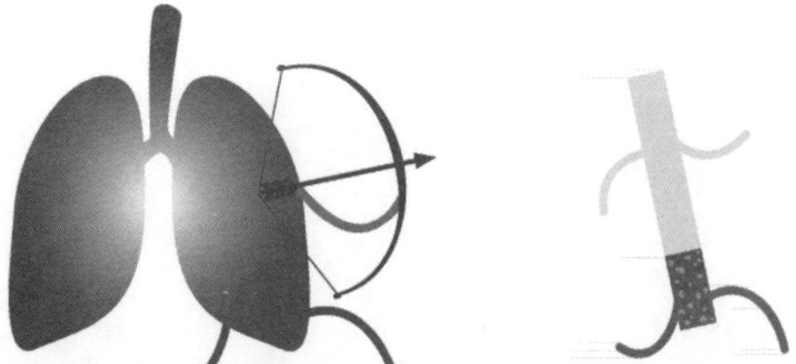

# 9

# CÂNCER DE PRÓSTATA

Alan Arrieira Azambuja

## 59 O QUE É O CÂNCER DE PRÓSTATA?

É o câncer que se desenvolve na próstata (Figura 9.1), órgão localizado junto à bexiga e que faz parte do sistema reprodutor masculino. A próstata participa da produção do sêmen.

## 60 COMO A DOENÇA SE MANIFESTA?

As manifestações mais comuns da doença são: jato urinário fraco ou interrompido, aumento do número de micções, dor ou ardência ao urinar, além de presença de sangue na urina.

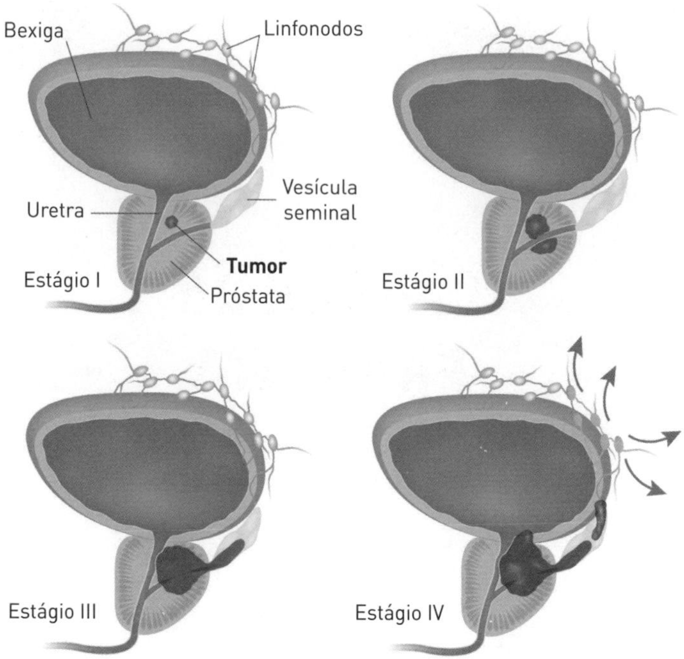


FIGURA 9.1 **ESTÁGIOS DO CÂNCER DE PRÓSTATA.**

## 61 COMO FAZER O **DIAGNÓSTICO**?

O exame digital pelo ânus (toque retal) realizado por um médico – preferencialmente urologista – pode detectar os tumores na próstata. Um teste sanguíneo, denominado antígeno prostático específico (PSA), auxilia no diagnóstico, mas deve ser avaliado juntamente com o exame de toque retal.

## QUAIS SÃO OS PRINCIPAIS TRATAMENTOS? 62

Na fase inicial da doença em que o tumor se localiza na próstata, a retirada cirúrgica da próstata ou a radioterapia tem efeitos curativos.

Quando a doença dissemina-se para fora da próstata, geralmente para os ossos e para os linfonodos (ínguas), medicamentos que reduzem a testosterona (hormônio sexual masculino) e quimioterapia não têm grande efeito no controle e na melhora dos sintomas da doença.

## QUEM EU DEVO PROCURAR NA SUSPEITA DE CÂNCER DE PRÓSTATA? 63

Este tipo de câncer pode ser avaliado por qualquer médico na intenção de rastreamento e prevenção. Confirmado o diagnóstico de câncer na próstata, uma avaliação com oncologista e urologista deve ser feita para definir a melhor opção de tratamento. O radioterapeuta ficará encarregado da radioterapia. Após o tratamento inicial, o paciente deve continuar em acompanhamento com o oncologista e o urologista.

## QUAIS SÃO OS FATORES DE RISCO? 64

Pessoas com familiares afetados por câncer de próstata, principalmente pai e irmãos, têm risco mais elevado deste tipo de câncer. Dietas ricas em gorduras saturadas e em carne vermelha e/ou pobres em frutas, vegetais (principalmente com deficiência em tomate), peixes e soja têm sido implicadas no aumento do risco da doença.

## 65 PREVENÇÃO: COMO REALIZAR?

O exame anual de toque retal e dosagem de PSA deve ser iniciado aos 50 anos, pois ajuda a detectar tumores iniciais. Pessoas com história familiar de câncer de próstata devem procurar o urologista e realizar o acompanhamento anual mais precocemente.

## 66 APÓS O TRATAMENTO, COMO DEVO FAZER O ACOMPANHAMENTO?

Após o tratamento, a dosagem de PSA deve ser feita a cada seis meses, sendo que após cinco anos o paciente deverá realizar acompanhamento médico anual.

10

# CÂNCER DE BEXIGA

Luiz Bruno

## O QUE É O **CÂNCER DE BEXIGA**? 67

É a doença em que ocorre o desenvolvimento de células malignas no interior da bexiga. A bexiga corresponde ao órgão na parte inferior do abdome, responsável pelo armazenamento e pela eliminação da urina, oriunda dos rins, para fora do corpo por meio da uretra (Figura 10.1).

## COMO A DOENÇA SE **MANIFESTA**? 68

Os principais sintomas são: presença de sangue na urina, aumento no número de micções – desejo de urinar, mas com incapacidade de fazê-la –, dor nas costas (região lombar) ou dor persistente ao urinar.

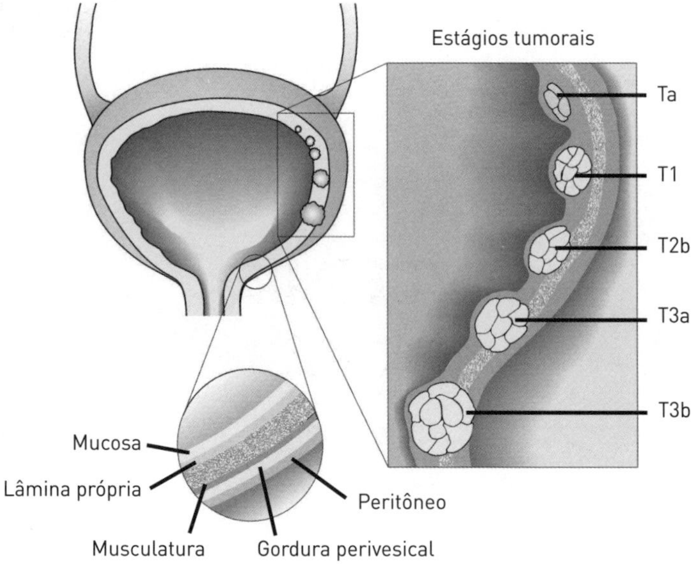


FIGURA 10.1 **OS ESTÁGIOS TUMORAIS DO CÂNCER DE BEXIGA SÃO: TA, CARCINOMA NÃO INVASIVO; T1, INVASÃO DA LÂMINA PRÓPRIA; T2, INVASÃO DA CÂMARA MUSCULAR; T3, INVASÃO DO TECIDO PERIVESICAL; T4, INVASÃO DA PRÓSTATA (HOMENS), ÚTERO, VAGINA (MULHERES), PAREDE PÉLVICA OU ABDOMINAL.**

## 69 COMO FAZER O **DIAGNÓSTICO**?

O diagnóstico é realizado por meio de uma cistoscopia, um exame que visualiza diretamente o interior da bexiga com coleta de material (amostra de tecido da bexiga) para ser avaliado por um patologista. Confirmando o diagnóstico, define-se o tipo e a característica da doença.

## QUAIS SÃO OS PRINCIPAIS **TRATAMENTOS**? 70

Câncer de bexiga é uma doença curável, podendo ser realizada cirurgia, quimioterapia e/ou radioterapia. Conforme a fase e momento da doença, a opção deverá ser discutida com a equipe médica envolvida.

## QUEM EU **DEVO PROCURAR** NA SUSPEITA DE CÂNCER DE BEXIGA? 71

Sugere-se, inicialmente, a avaliação com o urologista para investigação e diagnóstico diferencial com outras doenças, muitas vezes benignas. Caso o diagnóstico de câncer de bexiga seja confirmado, faz-se necessária a discussão com equipe de oncologia.

## QUAIS SÃO OS **FATORES DE RISCO**? 72

Os fatores que aumentam as chances do câncer de bexiga desenvolver-se são: tabagismo, exposição a produtos químicos como benzina, corantes têxteis, tintas, pesticidas, infecção urinária crônica, infecção urinária por parasitas e história familiar de câncer de bexiga.

## **PREVENÇÃO**: COMO REALIZAR? 73

A melhor forma de prevenir câncer de bexiga é afastar-se de potenciais fatores de risco e procurar o médico quando sintomas suspeitos aparecerem.

## 74 APÓS O TRATAMENTO, COMO DEVO FAZER O ACOMPANHAMENTO?

Deve ser feito em regime multidisciplinar com consultas e exames (exame de urina, ultrassonografia, tomografias – conforme a necessidade), tanto pelo urologista, como pelo oncologista.

# 11

# CÂNCER DE TESTÍCULO

Luiz Bruno

## O QUE É O CÂNCER DE TESTÍCULO? 75

Câncer de testículo é uma doença em que as células malignas desenvolvem-se no testículo. Com maior frequência, o câncer acomete apenas um dos testículos, mas também pode comprometer os dois (Figura 11.1).

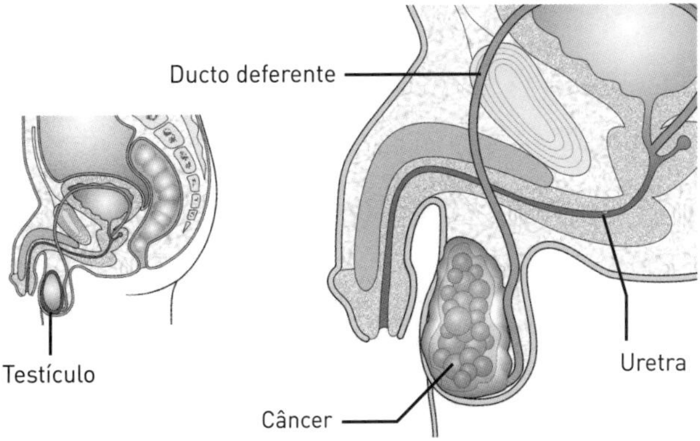


FIGURA 11.1 **CÂNCER DE TESTÍCULO.**

## 76 COMO A DOENÇA SE MANIFESTA?

A principal manifestação é o surgimento de algum nódulo ou aumento do volume testicular. Dor não é um sintoma frequente.

## 77 COMO FAZER O DIAGNÓSTICO?

O diagnóstico final confirmatório só ocorrerá após a retirada do testículo e com o exame anatomopatológico. A indicação de tal procedimento ocorre quando existe suspeita clínica, por meio do exame físico, imagem e laboratoriais com alta probabilidade da doença.

## 78 QUAIS SÃO OS PRINCIPAIS TRATAMENTOS?

Câncer de testículo é uma doença curável e para que isto ocorra, cirurgia, quimioterapia e/ou radioterapia podem ser realizadas. Conforme a fase e momento da doença, a opção deve ser discutida com a equipe médica envolvida.

## 79 QUEM EU DEVO PROCURAR NA SUSPEITA DE CÂNCER DE TESTÍCULO?

Sugere-se inicialmente a avaliação com o urologista para investigação e diagnóstico diferencial com outras doenças, muitas vezes benignas. Caso seja confirmado o diagnóstico de câncer de testículo, faz-se necessária a discussão com equipe de oncologia.

## QUAIS SÃO OS FATORES DE RISCO? 80

Os seguintes fatores aumentam a chance de desenvolver câncer de testículo: doenças genéticas, desenvolvimento anormal do testículo ou que não desce para a bolsa escrotal na infância e história familiar de câncer nessa área.

## PREVENÇÃO: COMO REALIZAR? 81

Não existe forma de prevenir a doença, mas com o diagnóstico precoce há mais chance de cura. Assim, na presença de sintomas, o médico deve ser procurado imediatamente com o objetivo de realizar diagnóstico e tratamento precoces.

## APÓS O TRATAMENTO, COMO DEVO FAZER O ACOMPANHAMENTO? 82

Deve ser feito em regime multidisciplinar com consultas e exames (laboratoriais, ultrassonografias, tomografias – conforme a necessidade), tanto pelo urologista, como pelo oncologista.

12

# CÂNCER DE CABEÇA E PESCOÇO

Jairo Lewgoy

## 83 O QUE É O CÂNCER DE CABEÇA E PESCOÇO?

O câncer de cabeça e pescoço é toda a neoplasia maligna que se origina nesses segmentos anatômicos do corpo humano. Eles podem ser de diversos tipos e encontrados em vários sítios anatômicos, como: pele, lábios, boca, orofaringe (Figura 12.1),

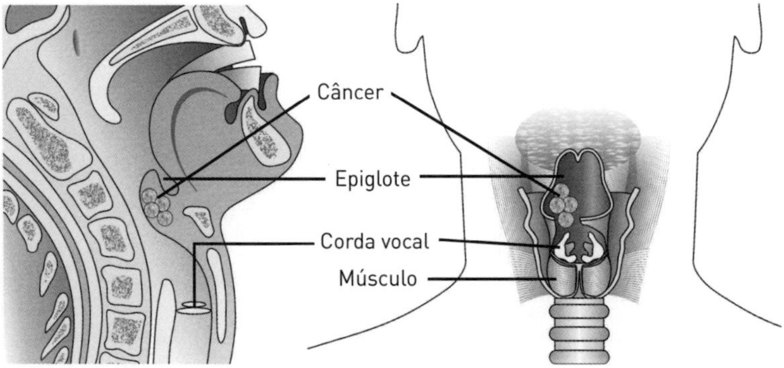


FIGURA 12.1 **CÂNCER DE OROFARINGE.**

cordas vocais, glândulas salivares, laringe (Figura 12.2), tireoide (Figura 12.3), paratireoide ou pescoço.

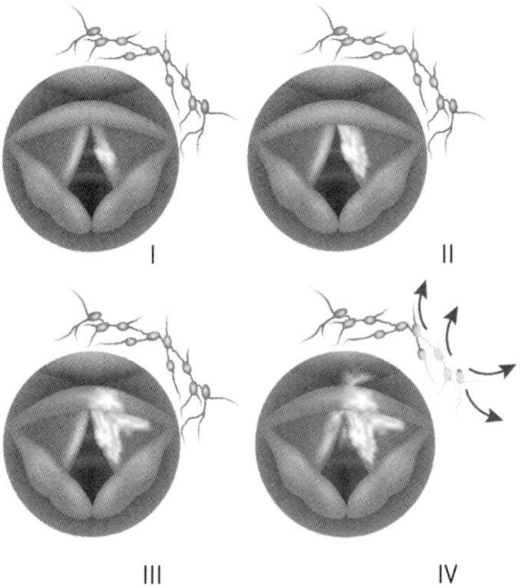


FIGURA 12.2 OS ESTÁGIOS DE CÂNCER DE LARINGE SÃO: I, TUMOR CONFINADO À PREGA VOCAL COM MOBILIDADE PRESERVADA; II, INVASÃO DE ESTRUTURAS ADJACENTES SEM FIXAÇÃO DA LARINGE; III, FIXAÇÃO DA PREGA VOCAL; IV, INVASÃO DE TECIDOS ALÉM DA LARINGE.

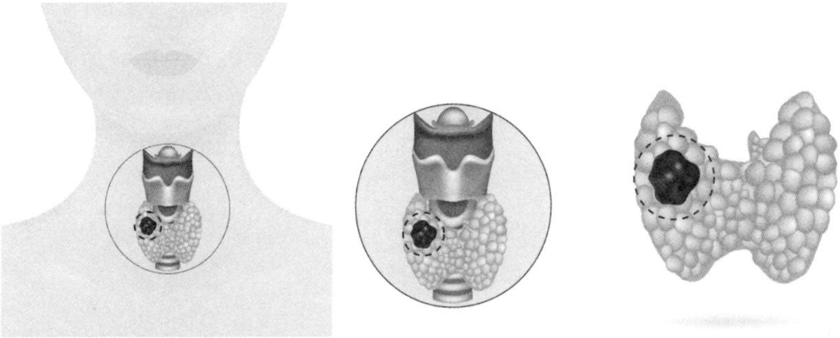

FIGURA 12.3 ATUALMENTE O CÂNCER DE TIREOIDE REPRESENTA A QUINTA MAIOR INCIDÊNCIA DE CÂNCER EM MULHERES.

## 84 COMO A DOENÇA SE **MANIFESTA**?

A doença se manifesta dependendo da topografia anatômica. Na pele e nos lábios, pode iniciar como uma lesão com crosta ou úlcera que persiste por cerca de trinta dias ou mais, e não melhora, podendo provocar coceira ou até mesmo sangramento. Na boca e na garganta, pode iniciar como uma afta, úlcera ou lesão vegetante (aspecto de uma couve-flor) que dura mais de três semanas. Geralmente pode apresentar-se com dor local ou sensação de corpo estranho na cavidade oral. Nas cordas vocais, o sintoma inicial é o de rouquidão ou dor para engolir, também não melhorando após três semanas. No pescoço e nas glândulas salivares, geralmente não há dor, mas ocorre o surgimento de massas que são percebidas geralmente quando apresentam mais de 2 cm de diâmetro e que não melhoram após três semanas. Na tireoide, geralmente não existem sintomas, somente a percepção de um nódulo na região central e inferior do pescoço, indolor na maioria dos casos.

## 85 COMO É FEITO O **DIAGNÓSTICO**?

Para todos os casos, o exame físico realizado por profissional adequado, com utilização de exames auxiliares como videolaringoscopia, ultrassonografia, tomografia computadorizada ou ressonância magnética e biópsia da lesão. Um desses exames é suficiente para a elucidação diagnóstica.

## 86 QUAIS SÃO OS PRINCIPAIS **TRATAMENTOS**?

Os tratamentos são individualizados para o paciente conforme o tipo de tumor, localização e estadiamento da doença (classificação em tamanho e metástases). As opções terapêuticas existentes nos dias de hoje são: cirurgia, quimioterapia e radioterapia, podendo ser utilizadas individualmente ou em conjunto.

## QUEM EU **DEVO** **PROCURAR** NA SUSPEITA DE CÂNCER DE CABEÇA E PESCOÇO? 87

O paciente deve sempre procurar a ajuda de um cirurgião de cabeça e pescoço que tenha experiência e saiba conduzir de maneira adequada o tratamento. Outros especialistas como oncologistas clínicos e radioterapeutas podem ser necessários durante o tratamento. Otorrinolaringologistas também podem ter experiência na identificação de lesões orais, da faringe e da laringe. Dermatologistas apresentam conhecimento para o diagnóstico de lesões de pele e os endocrinologistas nos casos de tireoide.

## QUAIS SÃO OS **FATORES DE RISCO**? 88

Para as lesões de pele e lábio, sem dúvida, a exposição prolongada e sem proteção ao sol é o principal fator de risco. Nos casos de boca, faringe e laringe, o tabaco é o grande vilão. O álcool também está envolvido e potencializa os riscos do tabaco nos casos de câncer de cavidade oral e faringe. Tireoide e as grandes glândulas salivares não apresentam fatores de risco ambientais bem estabelecidos.

## **PREVENÇÃO**: COMO REALIZAR? 89

Inicialmente a maior prevenção é evitar os fatores de risco informados anteriormente: exposição solar, tabagismo e uso de álcool. Em um segundo momento, a consulta com o seu médico no caso de apresentar algum dos sintomas citados pode excluir a presença de um câncer ou indicar tratamento precoce e com maior chance de cura.

## 90 APÓS O TRATAMENTO, COMO DEVO FAZER O ACOMPANHAMENTO?

O acompanhamento inclui consultas periódicas com o seu médico ou equipe assistente e a realização de exames complementares para reforçar a impressão de boa evolução. A cura é considerada, para a maioria dos casos, após cinco anos de acompanhamento sem indícios de recidiva da doença.

# 13

# CÂNCER DE ESÔFAGO

Roberto Geiss Koch

Carlos Alberto Cabeda Fischer

## ? O QUE É O CÂNCER DE ESÔFAGO?



É um tumor maligno que acomete o esôfago sob a forma de um estreitamento da luz esofágica (Figura 13.1).

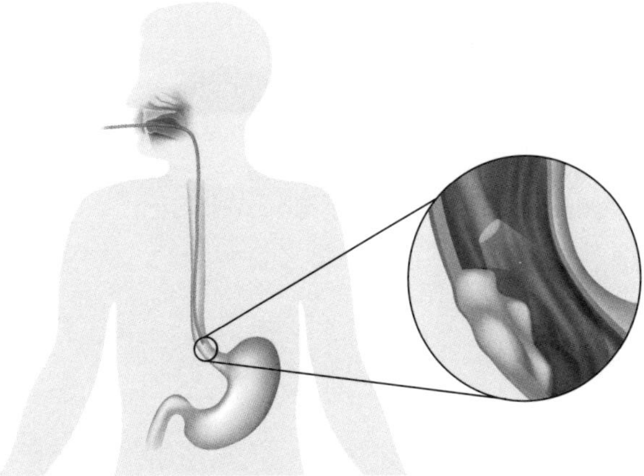

FIGURA 13.1 **CÂNCER DE ESÔFAGO.**

## 92 COMO A DOENÇA SE MANIFESTA?

O principal sintoma é a dificuldade crescente para engolir – inicialmente os alimentos sólidos e posteriormente também os líquidos. Outro sintoma é a perda de peso, dor na área central do peito e, às vezes, rouquidão.

## 93 COMO FAZER O DIAGNÓSTICO?

O diagnóstico é feito por meio da endoscopia digestiva alta (esôfago e estômago), com o objetivo de visualizar toda a luz esofágica e detectar lesões suspeitas, passíveis de biópsia. A visualização de um estreitamento no interior do esôfago é muito sugestiva de neoplasia, mas, mesmo assim, é necessária a realização de biópsia para confirmação anatomopatológica. Radiografia contrastada de esôfago também pode ser útil.

## 94 QUAIS SÃO OS PRINCIPAIS TRATAMENTOS?

Os principais tratamentos indicados são: ressecção cirúrgica do tumor, quando possível, radioterapia e quimioterapia, sendo que esses procedimentos também podem ser empregados de maneira combinada, dependendo da extensão da doença.

## QUEM EU DEVO PROCURAR NA SUSPEITA DE CÂNCER DE ESÔFAGO? 95

A avaliação inicial de um paciente com dificuldade para engolir deve ser feita por especialista em aparelho digestivo, ou seja, um gastrenterologista.

## QUAIS SÃO OS FATORES DE RISCO? 96

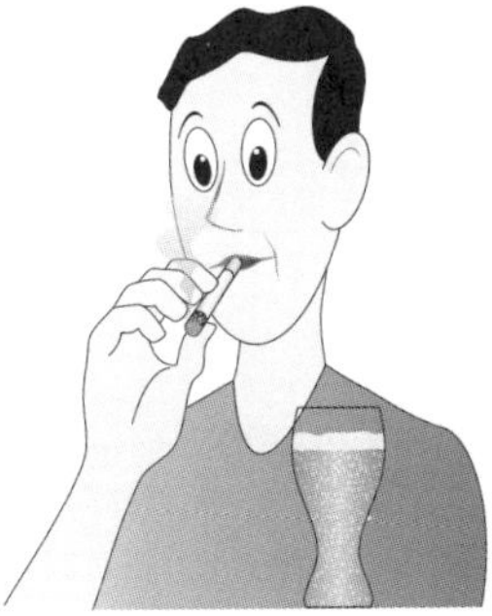

O tabagismo e a ingestão de bebidas alcoólicas são fatores comprovadamente de risco para o aparecimento da doença. A existência de refluxo gastresofágico de longa data também pode aumentar essa predisposição. O uso rotineiro de bebidas muito quentes tem sido considerado outra causa possível.

## PREVENÇÃO: COMO REALIZAR? 97

Deve-se evitar o uso excessivo de bebidas alcoólicas e eliminar o tabagismo, que são causas definidas da doença. Todo o paciente portador de uma queimação retroesternal (pirose ou azia) ou dificuldade, mesmo eventual, para deglutir deve consultar um médico o mais breve possível, com o intuito de descobrir a sua causa.

## 98 APÓS O TRATAMENTO, COMO DEVO FAZER O ACOMPANHAMENTO?

O paciente deve realizar visitas periódicas ao seu médico oncologista, além de ao seu gastrenterologista. Serão necessárias endoscopias digestivas e outros exames periódicos, tais como tomografia computadorizada, para acompanhamento.

14

# CÂNCER DE ESTÔMAGO

Marcelo Garcia Toneto

Márcio Boff

## ? O QUE É O CÂNCER DE ESTÔMAGO?



O câncer gástrico é o tumor maligno originado das células do estômago (Figura 14.1). O estômago é um órgão presente no tubo digestivo, situado entre o esôfago e o duodeno. Nele, os alimentos são pré-digeridos antes de seguirem para o intestino, onde serão absorvidos.

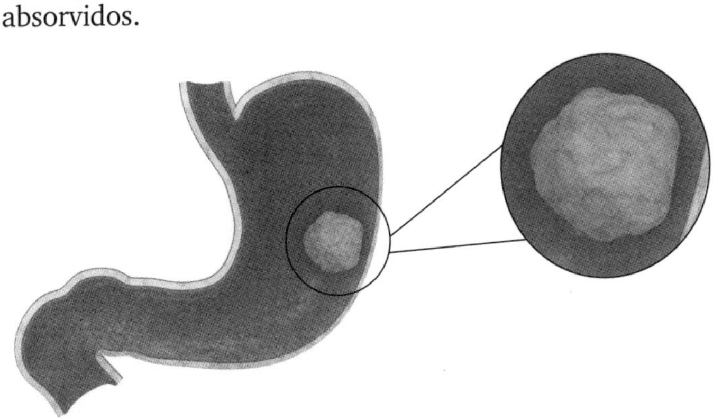

FIGURA 14.1 **CÂNCER DE ESTÔMAGO.**

## 100 COMO A DOENÇA SE MANIFESTA?

Em suas fases iniciais, o câncer de estômago apresenta poucos sintomas ou pode ser assintomático. Quando houver presença de dor ou desconforto abdominal, perda de apetite, cansaço, sensação de plenitude (indigestão), vômitos, perda de peso, sensação de que o alimento "trancou", o câncer de estômago pode estar presente, assim como apresentar sangue no vômito ou nas fezes também pode indicar a existência de um tumor. No entanto, esses sintomas também podem ocorrer em doenças benignas do estômago.

## 101 COMO É FEITO O DIAGNÓSTICO?

Na suspeita da presença de câncer no estômago, o melhor método diagnóstico é a endoscopia digestiva alta. A endoscopia permite a avaliação da lesão e a realização de biópsias para a confirmação desse diagnóstico. Tomografia computadorizada e exames radiológicos com contraste podem ser empregados para melhor avaliação do tumor.

## 102 QUAIS SÃO OS PRINCIPAIS TRATAMENTOS?

Como os demais tipos de câncer, o tratamento deve ser adaptado ao estado geral do paciente e depende de características individuais do tumor. A localização, o tamanho, a extensão e o estadiamento do tumor vão orientar o tratamento. A ressecção cirúrgica, com a retirada parcial ou completa do estômago, é a principal alternativa de tratamento. O emprego de quimioterapia e/ou radioterapia aumentam as chances de obter sucesso no tratamento. Novas alternativas de intervenção como a terapia biológica estão sendo estudadas, algumas, inclusive, já em uso clínico.

## QUEM EU **DEVO** **PROCURAR** NA SUSPEITA DE CÂNCER DE ESTÔMAGO? 103

No início da investigação pode-se procurar um médico internista (clínico geral) ou um gastrenterologista. Após a confirmação do diagnóstico deve-se consultar um cirurgião e/ou um oncologista. No tratamento do câncer gástrico é importante que o cirurgião, o oncologista clínico e o radioterapeuta trabalhem em conjunto para determinar qual o melhor tratamento a ser utilizado. Para determinar a melhor abordagem cirúrgica, deve-se considerar a localização, o tamanho, o padrão e a extensão da disseminação, além do tipo histológico do tumor. São esses fatores que determinam tanto o prognóstico do paciente, como qual a melhor sequência de tratamento a ser utilizada.

## QUAIS SÃO OS **FATORES DE RISCO**? 104

Os principais fatores de risco são: dieta inadequada, alimentação pobre em frutas e verduras, além do consumo elevado de alimentos defumados ou conservados em sal. Ademais, outros fatores de risco são:

- Infecção pela bactéria *Helicobacter pylori*;
- Situações que produzam inflamação crônica no estômago;
- Anemia perniciosa;
- Cirurgias prévias de estômago;
- História de câncer no estômago em familiares, principalmente quando diagnosticado em indivíduos jovens;
- História de pólipos no estômago;
- Tabagismo.

## 105 PREVENÇÃO: COMO REALIZAR?

Manter hábitos saudáveis sempre é a melhor prevenção. É importante uma dieta rica em frutas, verduras e fibras. Deve-se evitar o fumo e ingerir álcool com moderação. Outra questão importante também é informar-se com seu médico sobre seu risco individual para câncer gástrico, pois algumas etnias apresentam maior probabilidade de desenvolver esse tipo de câncer.

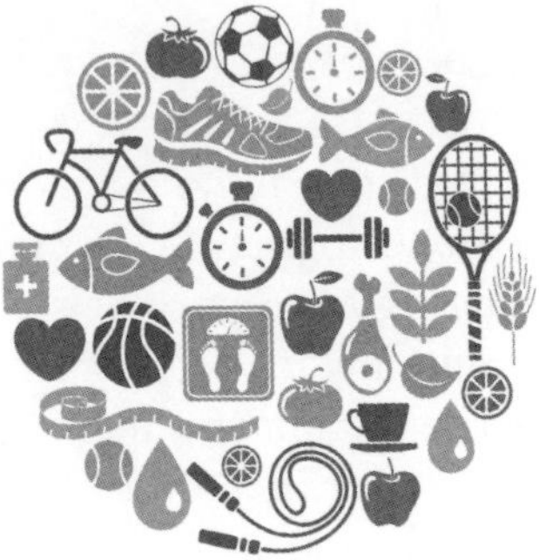

## 106 APÓS O TRATAMENTO, COMO DEVO FAZER O ACOMPANHAMENTO?

O acompanhamento deve ser realizado por uma equipe multidisciplinar (cirurgião, oncologista, radioterapeuta, gastrenterologista e nutricionista) para minimizar as consequências do tratamento e permitir o diagnóstico precoce em caso de recidiva do tumor.

# 15

# CÂNCER DE CÓLON E RETO

Gabriel Prolla

## ? O QUE É O CÂNCER DE CÓLON E RETO? 107

O intestino está divido em duas partes: delgado e grosso. No primeiro é onde ocorre a absorção da maioria dos nutrientes, já no segundo, ocorre a absorção da maior parte da água utilizada durante o processo de digestão. O câncer de colo do intestino, conhecido como câncer de cólon, é o tumor maligno do intestino grosso (Figura 15.1) e o câncer de reto é o tumor maligno da porção mais distal desse intestino.

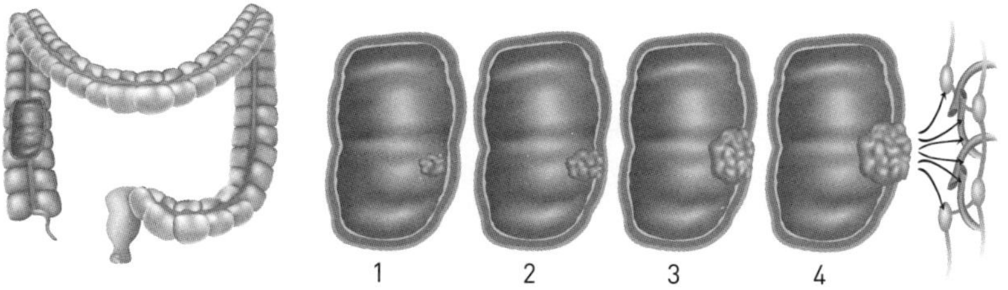


FIGURA 15.1 **CLASSIFICAÇÃO DO CÂNCER DE CÓLON DE ACORDO COM O TAMANHO DO TUMOR.**

## 108 COMO A DOENÇA SE **MANIFESTA**?

Os sintomas que podem ocorrer são: dor abdominal, surgimento de massa abdominal, fezes pretas e mal-cheirosas, presença de sangue nas fezes, prisão de ventre (constipação), diarreia, náuseas, vômitos, fraqueza e tenesmo (sensação de desconforto ao evacuar e que persiste mesmo após a evacuação). No entanto, o câncer de cólon pode ocorrer de forma silenciosa, sem sintomas. A presença de anemia por falta de ferro em pessoas acima dos 50 anos obriga uma investigação que inclua endoscopia digestiva alta e baixa (colonoscopia).

## 109 COMO É FEITO O **DIAGNÓSTICO**?

O melhor método diagnóstico é a colonoscopia. Esse procedimento permite a avaliação visual da lesão e a realização de biópsias para a confirmação do diagnóstico, além de auxiliar na localização do tumor.

## 110 QUAIS SÃO OS PRINCIPAIS **TRATAMENTOS**?

A cirurgia, com a retirada da porção do intestino comprometida, é a principal alternativa de tratamento. A cirurgia também remove os linfonodos (gânglios) que drenam a parte do intestino comprometida pelo tumor. A cirurgia pode necessitar ser complementada com quimioterapia e/ou radioterapia para aumentar a chance de cura. A localização da lesão (cólon ou reto) é muito importante para o planejamento da cirurgia e para determinar se haverá necessidade de radioterapia (antes ou depois da cirurgia).

## QUEM EU **DEVO** **PROCURAR** NA SUSPEITA DE CÂNCER DE CÓLON E RETO? 111

No início da investigação, um médico internista (clínico geral), um gastrenterologista ou um proctologista podem ser procurados. Após a confirmação do diagnóstico, deve-se consultar um cirurgião e um oncologista clínico. É importante que o cirurgião, o oncologista clínico e o radioterapeuta trabalhem juntos para determinar qual o melhor tratamento. Para determinar a melhor abordagem cirúrgica, deve-se considerar a localização, o tamanho, o padrão e a extensão da disseminação do tumor. Esses fatores determinam tanto o prognóstico do paciente, como qual a melhor sequência de tratamento a ser utilizada.

## QUAIS SÃO OS **FATORES DE RISCO**? 112

Os principais fatores de risco são: idade acima de 50 anos, algum membro da família com história de câncer de cólon e reto, história pessoal de câncer de ovário, endométrio ou mama, dieta com alto conteúdo de gordura, carne e baixo teor de cálcio, obesidade e sedentarismo.

Pertencer a um grupo de risco, como portadores de doenças inflamatórias do cólon (retocolite ulcerativa crônica e doença de Crohn), e ter algumas condições hereditárias (polipose adenomatosa familiar [FAP] e câncer colorretal hereditário sem polipose [HNPCC]) aumentam, em muitas vezes, os riscos de câncer de cólon ou reto. As pessoas portadoras de alguma dessas condições devem realizar exames de detecção precoce mais frequentemente.

## 113 DETECÇÃO PRECOCE: COMO FAZER?

A detecção precoce do câncer de intestino aumenta a chance de cura, pois permite detectar a doença em estágios mais iniciais. Para a maior parte das pessoas, deve-se iniciar um método de detecção precoce/rastreamento a partir dos 50 anos. A colonoscopia, por visualizar todo o intestino grosso e permitir a detecção e retirada de pólipos, é o exame mais recomendado e deve ser feito de dez em dez anos se não houver detecção de nenhum pólipo. Outra opção é pesquisa de sangue oculto nas fezes – exame feito por meio da coleta de material fecal – que deve ser realizado a cada um a dois anos. No caso do exame, caso haja presença de sangue nas fezes, deve-se realizar a colonoscopia. Outra opção é a realização virtual desse exame, que é feito por meio de tomografia computadorizada. No entanto, o preparo para o exame é idêntico ao da colonoscopia.

## 114 PREVENÇÃO: COMO REALIZAR?

Manter hábitos saudáveis é a melhor prevenção. Deve-se adotar uma dieta saudável associada à prática regular de exercícios físicos. É importante que a dieta seja rica em frutas, verduras, fibras, cálcio e folato, além de restringir a quantidade de gordura animal ingerida.

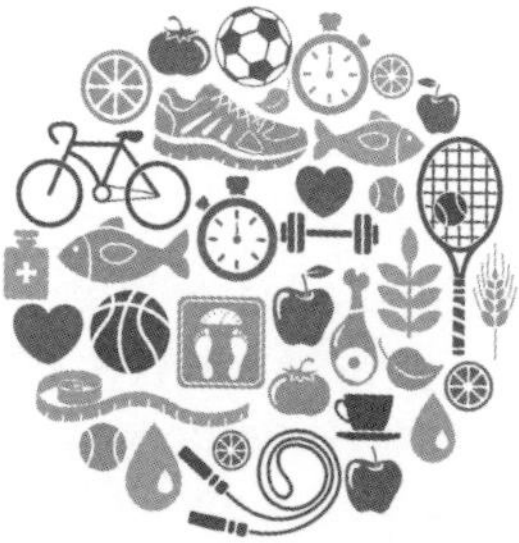

## 115 APÓS O TRATAMENTO, COMO DEVO FAZER O ACOMPANHAMENTO?

O acompanhamento deve ser realizado por meio de exames de imagem e laboratoriais periódicos para a detecção precoce de uma possível recorrência. Além disso, a mudança de hábitos de vida como a adoção de uma dieta saudável e a prática de exercícios físicos também contribuem para a prevenção dessa recorrência.

# LISTA DE QUESTÕES